U0203261

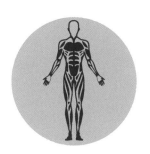

极简人体解剖

52堂通识速成课

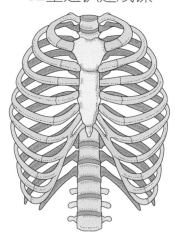

A CRASH
COURSE

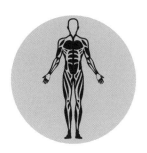

极简人体解剖

52堂通识速成课

［英］乔安娜·马坦　编著

尹华石　译

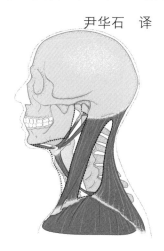

辽宁科学技术出版社
沈 阳

© 2022，辽宁科学技术出版社。
著作权合同登记号：第06-2019-198号。

图书在版编目（CIP）数据

极简人体解剖：52堂通识速成课 /（英）乔安娜·马坦编著；尹华石译. — 沈阳：辽宁科学技术出版社，2022.10
ISBN 978-7-5591-2600-9

Ⅰ. ①极… Ⅱ. ①乔… ②尹… Ⅲ. ①人体解剖—普及读物 Ⅳ. ①R322-49

中国版本图书馆CIP数据核字（2022）第135414号

出版发行：辽宁科学技术出版社
　　　　　（地址：沈阳市和平区十一纬路25号　邮编：110003）
印 刷 者：凸版艺彩（东莞）印刷有限公司
经 销 者：各地新华书店
幅面尺寸：180mm×230mm
印　　张：10
字　　数：200千字
出版时间：2022年10月第1版
印刷时间：2022年10月第1次印刷
责任编辑：闻　通
封面设计：李　彤
版式设计：颖　溢
责任校对：尹　昭　王春茹

书　　号：ISBN 978-7-5591-2600-9
定　　价：65.00元

联系电话：024-23284740
邮购热线：024-23284502

序言

　　人类的身体拥有奇妙的结构，对那些喜欢追本求源的人来说，了解其工作原理能够持续不断地获得惊喜。对身体及其功能的了解不仅能让我们获得丰富有趣的知识，留下深刻的印象，而且能够让我们明白，我们在生活中所选择的最佳的生活方式是如何促进身体健康的，还能帮助我们知晓自身出现问题时身体内部是怎样变化的。从广义上讲，我们已探明体内绝大多数结构的用途，各结构存在的目的就是能够发挥它们最大的能力。如果缺失了某些器官，我们就无法生存。例如，如果没有大脑作为控制中心来调节我们身体的工作方式，或者没有心脏的跳动将血液和氧气输送到身体的各个部分，生命是不可能存在的。现代医学（尤其是外科医学）使人们有可能替换或去除一些传统上认为对生命至关重要的东西。现如今，没有脾脏或者缺少部分肺脏、肾脏乃至部分肝脏的人也可以存活下来。透析机可以用类似肾脏的方式净化血液；心脏可以通过心脏起搏器继续跳动，甚至可以使用器官捐赠者所捐献的心脏；我们还可以用假肢代替残损的肢体。从理论上讲，如今我们不但可以在缺少手、脚、眼睛、耳朵、鼻子、乳房甚至许多内脏的情况下生存，同时还能拥有丰富多彩的生活。尽管如此，拥有健康的身体才可以让我们以许多不同的方式更好地体验世界，并与周围世界互动，这些方式相互增强，并增加了细节的层次，只有当问题出现时，我们才可能适当地注意到这些细节。解剖学是对身体结构（及其组成部分）的研究，通过这一研究我们可以了解身体的功能，并对身体的复杂性有新的认识。

解剖图谱

　　之前的医生和解剖学家在难以忍受的条件下解剖腐烂的尸体，经过数不清的艰苦工作——而且往往是臭气熏天的工作，精心绘制了人体的解剖结构图谱。他们切开身体，并绘制出身体各器官位置的图集，一路走过未知的领域，并将他们的发现细致地记录下来，这与曾经在广阔而未被探索的海洋上穿行的航海家们并无二致。如果没有这些先驱者，我们将停留在医学知识的黑暗时期，我们对人体的认知也会被笼罩在神秘和误解之中，甚至受到迷信的影响。即使在今天，尽管这些知识对于医疗专业人员来说相对熟悉，但对于许多普通人来说仍然难以捉摸，甚至有些神秘。

在古代和中世纪时，关于人体的知识只是少数致力于治疗疾病的医生的秘密领域——在古埃及，则仅对死者尸体进行防腐处理以帮助他们开启来世的旅程。从远古时代到公元15世纪，医生们观察和治疗病人都只是基于对皮肤之下的事物的不完全了解，并因受法律和迷信的限制而只能看到皮肤深处。解剖动物最初是为了了解身体是如何运作的，医生们很少能瞥见内部器官或观察皮肤下结构的相互作用。后来，即便解剖变得更加普遍，也仅仅局限于医疗机构，与医院联系在一起。在教科书和解剖图谱还没有公开出版之前，医生兼解剖学家通过解剖来了解身体的工作方式。尽管公开解剖曾一度引起公众的兴趣（有时甚至导致盗尸者犯罪），但这种方式有些怪异，因为对许多人来说，看到一具尸体被切开的震撼感比真正了解人体的复杂性更有趣，特别是罪犯的尸体被以这种方式公开羞辱。如今，解剖学知识随处可见，针对被塑封的和被解剖的尸体的展览吸引了全世界数以百万计的参观者，向公众揭示了曾被"严格保守"的秘密，以便让更多的人认识人体。

现代解剖学

解剖学是医学（乃至所有医疗专业）的真正基础，是医学专业学生在学习过程中遇到的所有学科中最具体的一门。解剖人体在以前的时代曾经是所有医学专业学生的必修课。而如今，由于经费紧张、合格的工作人员匮乏、获得捐赠尸体的机会有限、需要复杂而烦琐的设备来进行防腐和保存（以及围绕尸体捐赠的严格规定）等原因，世界上许多医疗机构已经削减了解剖学的基本教学方式（指解剖人体），通过采用其他的方式方法，比如现代化的科技手段，来代替全身解剖是现今解剖学教学方式的一个重要手段，并且越来越流行。互联网上充斥着解剖学短视频和教程，详细介绍了人体的秘密，为热衷于学习医学的人提供参考。智能手机和计算机上

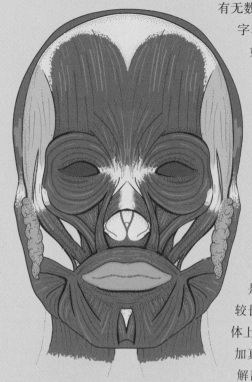

有无数的应用软件，可以进一步提高人们的认知。数字和纸质解剖学教科书、图文并茂的图册、栩栩如生的塑料模型、虚拟现实眼镜以及各种附加设备也在解剖学课程中争相亮相。

然而，广大公众和医学专业学生（以及众多临床医生和解剖学家）仍然坚信，从捐献的尸体中学习解剖是无可替代的。其他任何一种方法都无法让学生学习和欣赏人体因年龄和性别而产生的差异，也无法让学生体验到他们在临床生涯中可能遇到的一系列常见的解剖变异。现在，许多医疗机构不再要求学生直接解剖，而是提供了可以学习的预解剖材料，称为示教解剖。这些材料可以是防腐处理过的，也可以是塑封的（持续时间较长）。外科医生可以在这些专门捐赠的鲜冻尸体上进行训练，因为这些尸体对于学习手术来说更加真实。对学生来说，能够通过捐赠的尸体进行解剖并且在解剖过程中掌握相关知识是一种宝贵的经验。这不仅仅是因为他们能够从直接处理身体组织的过程中获得触觉反馈和对深度的感知，这种感知只有通过亲身体验才能真正体会到，同时也是一种成人仪式，是学习如何在面对死亡和临终时保持专业性和敏锐感的一种成长经历，这是绝大多数医护从业人员的头等大事和主要任务。

解剖结构同中有异

从外貌上看，我们都是不同的，甚至是独一无二的，尽管确实有某些相同点。人们普遍认为，在表面之下的我们于解剖学层面上是相当一致的，但这是不准确的。不仅男女之间和不同年龄段之间存在差异，同一性别和年龄的两个人之间也可能存在相当大的差异。解剖学和医学教科书常描述解剖结构最常见的排列方式，即普通人或正常人的解剖结构。但在描述人体时，"正常"一词包含了各种各样的变化，所有这些变化都与生命相适应，并没有削弱身体结构充分发挥功用的能力。

在解剖学中，变异是相似解剖学的不同表现形式，无论出于什么原因，变异遵循着另一条道路，但最终却到达了相同（或相似）的目的地。这可能意味着我们中的一些人有一些别人没有的肌肉，例如，脸部的微笑肌、手腕的掌长肌、腹壁后部的小腰肌或腹壁前部的锥状肌。我们可能有不同的血管网络来供应某些器官；阑尾的尺寸可以在2～20cm之间，它的根部固定于大肠上，但其远端却可以向不同的方向延伸。更令人惊奇的是，虽然从外表上看人体几乎是对称的，但部分内脏却不是成对儿的，因此是不对称的。在胎儿发育过程中，存在一种信号机制来"诱导"这种不对称的发生，导致部分胸部和腹部正常的（单个）组织器官，如心脏、胃和脾脏在左侧，而肝脏和胆囊在右侧。一种最奇特和极其罕见（万分之一）的解剖变异是大的内脏器官与它常见的位置镜像或发生反转。在内脏反位中，所有的内脏器官都是镜像的，所以心脏、胃和脾脏都在右侧，而肝脏和胆囊等器官则在左侧。更为罕见的是右旋心，即心脏只是发生旋转，它的心尖不是指向左边，而是指向右边。尽管在这些特定人群中，心脏病和其他疾病的发病率可能更高，但这两种变异都能完全适应正常的生活。人们可能一辈子都没有意识到隐藏在表面之下的变化，因为它们很少对功能产生重大影响。

对于变异的学习是有趣的，它向我们展示了身体的复杂性和多面性，以及我们的身体是如何在与"标准"稍有不同的情况下发挥功能的。但更重要的是，解剖变异的信息对于医护专业人员来说，尤其是外科医生至关重要。对这些"正常变异"的了解，使我们能够预测意外情况的发生，避免出现可能危及生命的错误。

充分利用本书获得最大收获

现在，人们可以通过广泛的渠道获得解剖学知识。本书的灵感主要来源于最新版《格雷氏解剖学》（*Gray's Anatomy*，被喻为现代解剖学圣经，1500多页，重达5kg），展现了过去几十年里解剖学知识的突飞猛进，所有涵盖重要信息的内容都字斟句酌。即使是这样一部百科全书也只是触及了我们已掌握的关于身体知识的皮毛，与此同时，人们还可以从许多渠道获取大量信息。

迄今还没有一种完美的方法来了解人体，在没有尸体可以解剖的情况下，将图像和文字相结合可能就是学习解剖学最好的方法了，而且多年来这一直是首选的学习方法。本书将解剖学知识提炼浓缩为可供选择的多个模块，供读者选择是略读还是深入探究复杂的人体核心的秘密。所涉及的解剖学细节涵盖了身体的一些区域（但不是全部），以及身体内部的一些结构（同样不是全部）。序言部分提供了一些关键概念和术语的简述，为读者在晦涩的"解剖学语言"海洋中指引方向，同时，为那些想要快速浏览的读者提供了身体众多系统中部分系统的各个方面。本书分为4个部分，即**头颈部解剖，胸部解剖，腹、盆部解剖，背部及四肢解剖**，每个部分各包含13个主题。

第1部分，**头颈部解剖**，主要介绍了头颈部区域内的一些重要结构，如用于面部表情和咀嚼的两组主要肌肉，滋润口腔并可以分解食物的唾液腺，以及一些感觉器官（舌头、耳朵和眼睛）等。神经解剖学和口腔解剖学在本书中仅略有涉及，因为这两者本身就属于极其复杂的解剖学学科领域，每一个领域都需要专门的图书才有可能阐述清楚。

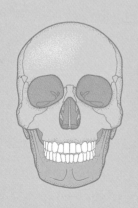
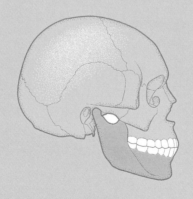
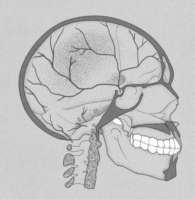

第2部分，**胸部解剖**，主要介绍了胸部的重要结构，即心脏、肺及其覆盖物、食管、收集并输送淋巴的胸导管等。尽管乳房在解剖学中属于皮肤系统，但为了对胸部区域有更全面的了解，作为胸壁外部覆盖物的一部分也被列入本部分。

第3部分，**腹、盆部解剖**，包含横膈膜以下的广泛区域，并介绍了腹部、骨盆和会阴（生殖器）区域的一些较重要的结构。

第4部分，**背部及四肢解剖**，介绍了上肢、下肢以及背部这些能够进行运动的部位。如同在导游引领下浏览名胜古迹般，本书重点介绍了身体的一些主要部位，但仍然会涉猎一些生僻和晦涩的知识点，以激发读者更多的兴趣，并鼓励读者对这个永远充满魅力的主题进行更全面的探索。大家可以根据个人喜好用最适合自己的方式来决定获取解剖学知识的详细程度。

如何使用本书

本书将当前的知识体系提炼并浓缩成52个模块供读者选择是略读或是深入研读。全书共4部分，每个部分都包含13个主题。每部分的导言都对所涉及身体部分的相关系统进行了概述。

每个主题分3部分。

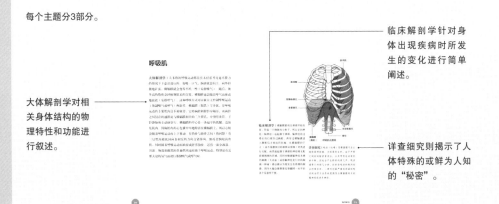

临床解剖学针对身体出现疾病时所发生的变化进行简单阐述。

大体解剖学对相关身体结构的物理特性和功能进行叙述。

详查细究则揭示了人体特殊的或鲜为人知的"秘密"。

p.16～p.27介绍了身体各系统和解剖学的相关知识，在此之前简单地列举了关键人物传记和解剖学里程碑的时间线。

时间线

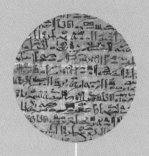

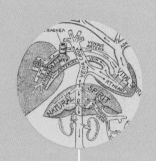

人类活体解剖

古希腊人通过解剖动物来了解人体的工作原理。希罗菲勒斯和厄拉西特拉图斯是亚历山大时期的外科医生，他们甚至对活人（通常是罪犯）进行"开膛破肚"，将科学观察建立在那些不幸之人身上，这就是曾经一度被认为对正直善良之人有益的人类活体解剖。

古文明时代	公元前3世纪	公元前2世纪

古代世界的解剖学

古埃及人为解剖学研究开辟了途径。一本来自公元前1600年的外科手册记载了关于创伤的案例研究。人们认识了一些内脏器官，但并不了解它们的全部功能。古希腊医学理论家、自然哲学家和解剖学的倡导者，来自克罗顿（Croton，意大利南部）的阿尔克迈翁（公元前5世纪）提出思想源于大脑，而不是心脏。

盖伦的影响和错误

希腊医生盖伦不但解剖了猪和猿类，而且通过治疗受伤的角斗士增长了解剖学知识。他成功地进行了白内障手术，并证明了尿液是在肾脏中而不是在膀胱中形成的。但他同时也错误地认为血液从心脏流到身体各部位后被吸收，这种观点一直持续到16世纪。

解剖学研究的复兴

莱昂纳多·达·芬奇解剖并绘制了眼睛、视神经、大脑和子宫内的胎儿。安德烈亚斯·维萨利乌斯撰写了《论人体结构》（*De humani corporis fabrica*）一书，对公认的解剖学知识提出了挑战。盖伦理论中的错误之处被揭露出来。威廉·哈维准确地描述了血液循环。

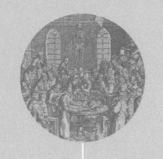

近现代解剖学

1832年颁布的《解剖法》对解剖和尸体的使用进行了严格的管控。近代以来，放射学技术使解剖学和生理学之间建立了联系。随后，解剖学的研究也与其他学科（遗传学、生物化学、生物物理学、生物力学）相结合。现在，PET、CAT和MRI扫描可以在不进行手术甚至解剖的情况下对身体内部进行观察。

15世纪

17—19世纪

近现代

解剖剧院和公共解剖

在世界各地出现了解剖剧院，任何人都可以在这些剧院内观赏对吊死的人尸体进行公开解剖。医生亨利·格雷撰写了《解剖学详述与外科学》（*Anatomy Descriptive and Surgical*），即现在熟知的《格雷氏解剖学》，已经再版40余次，时至今日仍是解剖学领域的权威著作。

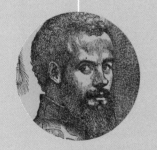

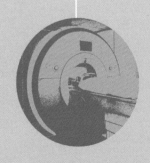

人物小传

希罗菲勒斯（前335—前280）

希罗菲勒斯被誉为解剖学之父，他出生在古老的海上小镇查尔塞顿，位于博斯普鲁斯海峡以东的海岸上，即现在的伊斯坦布尔东部。在希腊医学史上允许人体解剖的短暂时期里，他是最早公开解剖尸体（有时也解剖活的罪犯）的人之一。希罗菲勒斯对自己的解剖做了详细的记录，在对大脑的研究过程中使他相信大脑（而不是心脏）才是思维逻辑的中心。他描述了大脑内的空腔（脑室），记录下人脑坚韧的外层覆盖物（硬脑膜）内充满血液的空间（窦），还将神经与血管及肌腱区分开，并且是第一个监测动脉脉搏的人——在现代临床实践中仍然非常普及。希罗菲勒斯还写过一篇关于希波克拉底的评论，一本助产士手册，以及撰写了关于猝死原因和解剖学的著作。尽管他的作品被后来的一些解剖学家所引用，但他所有的著作都在272年亚历山大图书馆被毁时遗失了。他卒于公元前280年。

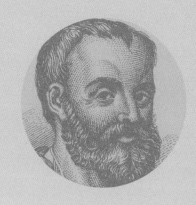

盖伦（130—210）

盖伦是希腊的医生、作家和哲学家，生于小亚细亚的佩加蒙，即今天土耳其的贝加马。他对欧洲、中东、拜占庭世界医学理论和实践的重大影响从中世纪一直持续到17世纪。作为一个富有的建筑师的儿子，他接受的教育是成为一位哲学家，但在16岁时改行从事医学工作，曾在家乡、海边的士麦那和埃及的亚历山大学习，后来以医疗界中的哲学家为人所知，并服务过4位罗马皇帝，是最杰出的解剖学家之一，被誉为"医圣"*。最重要的是，他是一个方法论的解剖学家，对自己的工作做了大量的记录。盖伦从治疗受伤的角斗士中获取了他最初的解剖学知识，并通过解剖猪（当时禁止解剖人类）来了解更多的内脏器官（猪的解剖结构与人类有相似的地方），但他的某些观点是错误的。这些被认为是"无懈可击"的错误观点在医学界持续了千年，有时甚至严重阻碍了医学的进步。盖伦记录并创作了300多部作品，许多已经失传，还有一些由他创作但被收录于其他的作品中。

*译者注：盖伦为希腊医学范畴内的医圣，比我们熟知的医圣——张仲景（东汉末年人，148—219）大19岁。

蒙迪诺·德卢兹（1270—1326）

蒙迪诺被誉为"解剖学修复者"，是意大利的医生、解剖学家，出生于中世纪医学研究中心——意大利的博洛尼亚市。他对解剖学系统研究的复兴和对医学及外科知识的修正产生了深远的影响。德卢兹的父亲和祖父都是药剂师，但他却在博洛尼亚大学接受培训成了一名医生，随后既从事内科工作又从事外科手术工作，同时也坚持研究和教授解剖学。直到德卢兹重新将解剖学引入课程前，这门学科的系统教学已经被放弃了几个世纪。此外，在中世纪欧洲取消了对人体解剖的禁令后，德卢兹更愿意亲自完成这种通常是由下人进行的操作，公开展示解剖过程并同时进行讲解。基于盖伦、古希腊和阿拉伯解剖学家传授的知识（有些是错误的），德卢兹编写的解剖学手册——《人体解剖学》（*Anathomia Mundini* 或 *Anathomia corporis humani*）开创了传播解剖学知识的新时代。该书创作于1316年，首次印刷于1478年。作为第一本解剖手册，它经历了39个版本，被使用了250年。德卢兹于1326年去世，留下了对后世影响深远的宝贵遗产。

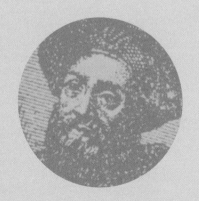

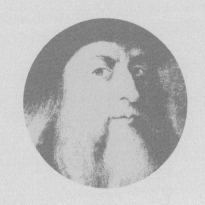

莱昂纳多·达·芬奇（1452—1519）

作为一个以艺术天才和博学多才而闻名于世的人来说，实际上，莱昂纳多在人体解剖学领域所做出的贡献才是最大的。莱昂纳多出生于意大利佛罗伦萨附近的芬奇镇，14岁时就拜佛罗伦萨著名艺术家韦罗基奥为师，韦罗基奥希望自己的学生能对解剖学进行深入研究。后来，莱昂纳多解剖了30多具尸体，这种亲身实践所获得的经验，通过他非凡的语言表达能力和精美的素描作品对观察结果的完美再现，为解剖学知识的发展做出了巨大贡献。他是第一个描述肝硬化的人，也是第一个准确地画出人体脊柱并探讨其生物力学的人。他所画的子宫内胎儿图是第一幅此类科学画作。莱昂纳多还观察到心脏有4个腔，呈圆锥状，且有旋转的扭曲，这与当时人们普遍认为心脏是两腔室结构的观点相反。他还用牛的心脏进行了实验，以了解主动脉瓣的工作原理。1519年，莱昂纳多因中风反复发作而去世，享年67岁。他通过娴熟的解剖技术和出色的绘画能力，留下了240多幅详细的解剖图和1.3万字的相关文字，这份遗产无与伦比。

解剖学语言

在探索人体奥秘的过程中，需要使用一种能够跨越国界和学科的语言，即国际化的专业术语。数以千计的英文解剖学术语源自古老的拉丁语和希腊语，为了避免混淆，这些名称仍然在全世界范围内使用，当向学生们解释原始词汇的含义时，在使解剖学这门学科的内容更为丰富的同时还能加深他们对概念的理解。了解原词的含义往往有助于我们理解体内结构的形状或记住其功能，例如，"pelvis（骨盆）"原本的意思是盆或碗。同名（人名）词是指用被认为是发现这些结构的那些人的名字命名的术语。解剖学家对这些词的使用存在分歧，许多人认为同名词会使学习者感到困惑，甚至从根本上就不确切，而临床医生有时会持不同的观点，所以目前更安全可靠的方案是同时传授这两种术语。例如，解剖学家可能会用"子宫管"（uterine tubes）来描述从子宫伸出的两条管子，而临床医生可能更倾向于使用同名词"输卵管"（Fallopian tubes），这是以最早对此结构描述的加布里埃勒·法洛皮奥（Gabriele Falloppio）的名字命名的，不过也有些人会交替使用这两个名字。更为复杂的是，输卵管末端较宽，像一个喇叭样的管状乐器，即所谓的*salpinx*（希腊语，喇叭），所以子宫/输卵管感染是salpingitis（–itis表示感染），这与原来的解剖学术语子宫（uterine）相去甚远。诸如威利斯环（Willis环）、毕格罗韧带（Bigelow韧带）、门罗孔（Monro孔）和盖伦大静脉（Galen大静脉）等这样的术语则含蓄地向我们传达，即便是非常小的组织结构背后都蕴藏着先辈的开拓精神和艰辛的劳动。如果失去了这些纽带，解剖学将失去这门学科的丰富性和历史性。

通过层面和方位导向

在讨论所有关于人体的解剖学描述时，需要使用我们能够共同理解的表示部位和位置的术语。身体直立，面向前方，两眼平视正前方，两足并拢，足尖向前，双上肢自然下垂于身体的两侧，掌心向前，这就是解剖学姿势。在这种姿势下，阴茎和舌头的状态也被视为直立状态。因为在二维的平面中更容易辨识人体，所以在这种解剖姿势的基础上，我们人为地通过4个假想的平面将身体切分成几个部分。这些平面也有特定的解剖学名称，帮助我们立即定位到需要观察的平面。它们是正中面、矢状面、冠状面和横轴面。正中面垂直通过身体中线，将身体均分为左右两部分。矢状面是与正中面平行的平面，如果恰在中线即为正中面（也称正中矢状面）。冠状面又称正面或前面，是将身体分为前后两部分的平面。横轴面是与正中面和矢状面均成直角的水平面。

以解剖姿势为基础，我们可以通过使用一些术语来描述身体内部结构的相对位置，对整个身体进行准确定位。靠近躯干的称为近端，远离躯干的则为远端，例如，手指在肘部的远端，肘部在手指的近端。靠近中线结构的是内侧，远离中线结构的则为外侧，例如，脸颊位于鼻子的外侧，鼻子位于脸颊的内侧。靠向头部的称为上部（或称喙部、头侧或颅侧），相反则为下部（或称尾部，涉及胎儿发育解剖时使用），例如，腹部在大腿之上，膝盖则位于大腿下部。更靠前的结构为前部（或腹侧），而靠后的结构为后部（或背侧），例如，臀部位于后部，阴茎位于前部。某个结构离皮肤较近时为浅层结构，离皮肤较远时为深层结构，例如，胸廓相对肺脏而言是浅层结构。同侧结构指以中线为界同一侧的身体结构，对侧结构则指在身体另一侧对称位置的结构，而两侧的结构就是指双侧的结构。

运动术语

人体的运动可以发生在3个不同的平面上，即横轴面、冠状面和矢状面，当然也可以在这些平面间跨越。例如，肩部在环转或活动上臂时，远离中线的运动是外展运动，靠向中线的是内收运动。所以将手臂从身侧打开就是外展，而将手臂带回到解剖姿势则为内收。当关节的角度变窄时是屈曲运动，相反使角度变大的是伸展运动。弯曲手指抓住物体是屈曲，伸直手指并松开则是伸展。

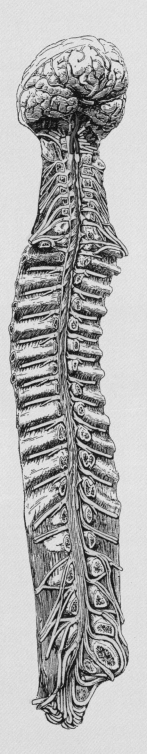

体表解剖定位

　　身体起伏的体表轮廓覆盖并保护了更深层的体内结构，同时也展现了体内结构的微妙线索。医疗保健从业人员需要掌握深层结构的体表标志，在意识到体内可能发生异常状况时，可以更精准地描述他们的发现，并根据描述的部位做出准确的诊断。

假想线与结构分区
　　我们人为地把身体正面的解剖区域用绘制的假想线（即标志线）进行区分。其中，有些假想线可以通过体表下方的结构，如骨性突起或肌肉来定位。比如，已知的锁骨位于胸骨的两侧，计算出锁骨的中点并从此点向下画出的垂线就是锁骨中线。腋下区域是腋窝，它凹陷的尖端指向锁骨。贯穿腋窝的假想线是腋线，在放置胸腔引流管以排出肺部周围液体时很有用。乳房位于胸廓上部，其深层结构是胸肌。沿胸廓的下缘可以触摸到肋骨下缘，水平连接两侧肋骨下缘最低点的连线为肋骨下线。在中线处，胸骨下缘的尖端（剑突）可以很容易地被触摸到。一条通过骨盆上缘连接左、右髂嵴的水平假想线（经髂结节线）可以被用来定位从椎管内抽出液体的安全位置。腹部被肋骨下线、髂结节连线和两条锁骨中线分为9个不同的区域。了解每个区域内的结构有助于缩小病变范围，从而找出引起腹痛可能的原因。

头、颈部体表标志
　　在两只耳朵后面可触摸到的明显隆起是乳突，它是肌肉（胸锁乳突肌）的附着点之一，此肌肉于颈部斜行连接到锁骨，将颈部分为前后两个三角形，这两个区域对诊断颈部肿块很有意义。覆盖于肌肉外的是颈外静脉，此静脉充血时则提示有静脉血回流心脏受阻的相关疾病。我们在脸上可以触摸到颧骨和颧弓，颧弓上方、眼眶外缘后方是颅骨最薄弱的地方（翼点），如果咬紧牙关就能感觉到颞肌的收缩以及颞浅动脉的搏动。在颈部中线的中央可以触摸到一个突起，这就是喉结，在紧急情况下可以用作进入呼吸道的应急通道。在颈部中线偏下、锁骨上方的气管两侧是甲状腺，会随吞咽动作而发生移动。

其他部位体表标志

　　颈部下方骨性的凹痕是胸骨上切迹，向后推就能感受到气管。手指沿着胸骨下行会触摸到一个轻微的突起，即胸骨角（或称路易斯角，Louis角）。这是一个具有临床意义的体表标志，因为此时将手指移动到胸骨角的任何一侧都可以触及第二肋骨，从这里很容易就能数到其他肋骨。如果将手指向下移动到第五肋骨，然后将指尖放在锁骨中线与第五肋骨下的间隙处就可以感受到心尖的跳动。在后脑勺的中线处可以摸到一个骨性突起（枕外隆突），从这个点出发用手指顺着中线往下，所触到脖子底部的第一个骨性突起即为第七颈椎（也称隆椎），可以用来计数之下的椎体。两侧的肩胛骨呈刀片状，尖端向下。位于两侧肩胛骨上方、上至颈部的那块坚实而强壮的肌肉即为斜方肌。如果患者没有意识，可以通过用力地挤压这块肌肉来检查患者对疼痛的反应。腰部是位于胸部以下和骨盆以上之间的下背部区域。臀部区域指髂嵴与臀部皱褶（大腿与屁股间皮肤的皱褶）之间的区域。

序言 **19**

解剖的层次体系

人的身体是富有活力的有机体，比任何我们所能想象到的事物都要复杂，可以做很多不同的事情。呼吸、消化、思考、运动、感受和创造新的生命，虽然都是看似简单、直接的功能，但实际上需要由多个系统所组成的复杂网络去实现，这些系统不断地相互沟通，切换任务，保证我们在没有太多（或任何）意识的情况下完成这些事情。人体还可以根据需要实现瞬间加快或减慢这些进程。这一切都是通过从细胞到组织，从组织到器官，再从器官到身体系统的组织层次来实现的。

人类共有的遗传密码由大约300万个脱氧核糖核酸（DNA）组成，是所有生命形式的蓝图，存在于人体的每个细胞中。DNA就像一个被压缩后紧密盘绕起来的包裹，方便它能进入每个细胞中，它的作用就像一本用户手册，关于如何组装数千种蛋白质的手册，而这数千种蛋白质会决定我们是谁。成年人的身体约由75万亿个细胞组成，其中数百万个细胞每天都在进行更新。细胞非常小，但用途广泛，功能多样。最大的细胞直径大概和一根头发的直径一样大。人体内约有200种不同类型的细胞，每种细胞都有特定的功能。有些细胞单独工作，如携带氧气的血细胞，而有些细胞则聚集在一起形成组织（肌肉、骨骼等），还有些组织会聚集在一起形成器官。器官是特定身体系统的一部分，由具有不同功能的细胞组合而成，并在一个系统中完成不同的任务。

无缝式交互作用

对身体的各个功能进行分类将有助于我们了解身体运作的具体情况。覆盖我们全身的是表皮系统，也就是皮肤（包括头发和指甲），这是我们抵御外界病原体的第一道防线。皮肤通过出汗来调节体温和排除废物。韧带、肌腱和软骨连接着206块零散的骨头（以及牙齿），构成了支撑我们身体的骨性框架，即骨骼系统，帮助我们运动、生产血细胞并储存钙质。肌肉系统大部分分布在骨骼上，约有650块肌肉。肌肉按功能分门别类：能让我们自由运动的肌肉是骨骼肌；存在于器官内部并能使其内部物质发生移动的肌肉是平滑肌；在心脏中泵送全身血液的肌肉是心肌。循环系统由心脏、血管和血液构成，将血液、营养物质和激素输送到身体各处，并使氧气和二氧化碳在细胞内外进行交换。呼吸系统由气管、肺和横膈膜组成，使我们能够吸入氧气并排出二氧化碳。循环、呼吸两个系统共同工作，将氧气输送到细胞。

消化系统是一个能够吸收、分解营养物质的管道系统，由从口腔到肛门的多个器官连接而成，能吸收营养物质并排出废物。肝脏和胰腺能够帮助消化系统顺利运行。泌尿系统由两个肾脏、两根输尿管、膀胱以及尿道组成，它们共同将尿素排出体外。泌尿系统和循环系统相互作用，共同控制着血压。免疫系统保护我们免受有害病毒和细菌的侵入，包括脾脏、骨髓、白细胞和淋巴结，通过相互连接的淋巴管和血管与淋巴系统一起工作，移动含有白细胞的体液，帮助身体对抗感染。

神经系统包括中枢神经系统（大脑和脊髓）和外周神经系统（连接中枢神经系统与身体其他部位的神经），它们共同控制维持生命的非自主行为（如呼吸）和自主行为（如说话）。神经系统还与内分泌系统一起工作，内分泌系统是体内8个主要腺体的集合，分泌对生命和生长至关重要的激素。生殖系统使我们能够延续人类的生命。在男性中，睾丸产生精子。在女性中，卵巢产生卵子，而受精卵则是在子宫内生长。生殖系统和内分泌系统通过一个复杂的反馈系统，根据血液中不同的激素水平进行工作。

皮肤、指甲和头发

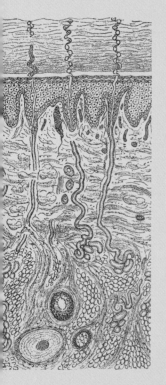

表皮系统（integumentary system，来自拉丁语*integumentum*，意为"覆盖物"）由皮肤和从皮肤发展而来的结构组成，这些结构包括指甲、头发、汗腺、皮脂腺、皮下脂肪和深筋膜以及乳房。在皮肤和指甲上经常可以看到疾病的早期迹象，临床医生通常会对其进行仔细检查。

皮肤

我们身体最大的器官——皮肤，包裹着我们的整个躯体，深入到鼻子和耳朵里，甚至覆盖了部分鼓膜和眼结膜的边缘。皮肤占我们身体总重量的8%。如果把一个身高1.8m、体重90kg的人的皮肤拉长并称重，将占据约2.2m²的区域，重约7kg。皮肤会自我更新并不停地生长，还会持续不断地将死掉的皮肤细胞脱落。皮肤主要分为3层：最外层是表皮层，由数排不断更新的细胞（角质细胞）组成；内层是真皮层，由致密的结缔组织组成，包含了供应皮肤的血管和神经；在真皮层里面则是皮下层，也称为浅筋膜层，由松散的结缔组织构成。

我们的皮肤不仅保护我们免受自然环境的伤害，而且还有其他一些对生命至关重要的功能。在一定程度上，它可以阻止微生物侵入身体，从而保护我们不受伤害，还可以保护我们免受机械、化学以及紫外线伤害。皮肤在身体内部和外部世界之间形成了一个界面，经由皮肤表面，我们可以通过触摸、感知温度和质地去感受周围的世界。而且人体的体温也是由皮肤来调节的，通过皮肤与神经系统和循环系统进行的沟通来实现这一功能。大脑内的体温调节中心总是试图维持一个设定点，类似于恒温器。当身体过热时，我们会出汗；而感到寒冷时，身体也会通过发抖来取暖。此外，出汗可以排除体内的废物，主要是盐分，所以汗液尝起来是咸的也就不足为奇了。皮肤对触觉高度敏感，同时也可以把我们感受疼痛的能力看作是一种预警系统。当皮肤暴露在阳光下时，一系列涉及肝脏和肾脏的复杂的化学反应会帮助我们产生对骨骼至关重要的维生素D，而被激活的黑色素细胞（特化细胞）形成的黑色素使我们的皮肤颜色产生了明显的差异。

指甲

指甲具有自我修复的功能，还能保护手指的指尖和脚趾末端，同时对触摸和压力也更加敏感。我们的指甲是由矿物质（如钙）组成的紧密组合，排列在两到三层水平的角蛋白板中，而这些角蛋白板嵌入在蛋白质基质中（纵横交错地排列在一起），这种排列方式使它们具有一定的硬度。指甲的主要部分是甲盖、甲基和甲下皮（指甲末端可以生长的游离缘下角质层），甲盖嵌在指甲三个侧面的甲襞中。指甲的生长是恒定的，从指甲基底部的苍白半月形区域（甲半月）开始。年轻人的指甲往往生长得更快（玄妙的是，尤其在夏天），生长速度是脚趾甲的3～4倍。指甲平均每天增长0.1mm左右，6个月内，指甲就会被完全替换掉。对于趾甲来说，这种情况大约每18个月就会发生一次。

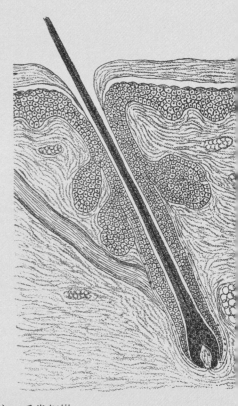

毛发

任何能在身上看到的毛发实际上都是死的，只有嵌入皮肤深层的发根部才是活的。我们身上的毛发数量和种类差异很大，是由基因决定的。几乎在身体的每一个表面都长有毛发，其粗细和质地随着毛发出现的部位而有很大的不同。在头部和生殖器周围（以及胡须），毛发又粗又密，但在其他大多数地方，毛发细嫩柔软，且大多看不见。值得注意的是，身体上有几个地方是没有毛发的，手掌和脚底没有毛发，阴茎顶端（龟头）、阴蒂、肚脐周围的薄皮和乳头周围的皮肤也没有毛发。头发的颜色是由一种蛋白质（黑色素）的类型和程度决定的。随着年龄的增长，我们的头发会失去黑色素，逐渐变成灰色和白色。每个人毛发的生长都有3个周期，在任何一个时间点，有些毛发正在新生，有些毛发正在增长，而还有一些毛发正在脱落。毛发生长的速度差异很大，但头皮部的头发生长是最快的。毛发在死亡后是不会生长的，而剪头发、剃胡须的行为不会影响毛发生长的速度。

骨骼和肌肉

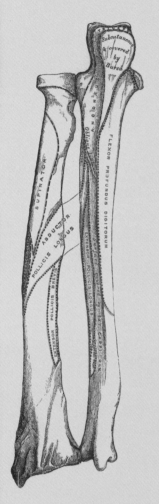

人体的骨骼是由大约206块相互连接的骨组成的框架，通过肌腱、韧带和肌肉彼此关联在一起。两块或两块以上的骨在关节处会合，这有助于在骨骼之间传递力量，以便转移重量或运动。为了可以进行运动，韧带将骨头连接在一起的同时将运动保持在安全范围内，还有一些软组织结构对这些关节起到支持和保护作用，这样关节才能更稳定。骨骼框架赋予了我们身体的形状，承载着覆盖在其上所有组织的重量。如果没有骨骼框架和它独特的人类特征，我们就无法像现在这样用两只脚直立行走。在胎儿发育过程中，身体内大部分的骨都是软骨（骨和软骨都是结缔组织），而到了婴儿期和儿童期会逐渐生长成为骨。骨骼还会不断地被重塑，一个成年人每年约有10%的骨骼会被重塑。

骨骼对体内的重要器官还起到保护作用。头部和面部的骨骼是由22块骨围绕在精致而脆弱的大脑周围组成的，可以保护大脑不受因头部的轻微碰撞而产生影响，同时使我们的面部有了自己的形状。双侧耳朵里有6块听小骨，使人能够听到声音。颈部的7个颈椎支撑着脖子和整个头部，所有的脊椎对其内的脊髓都有保护作用。由12对肋骨、12块胸椎以及前面的胸骨所围成的骨性胸廓在心脏和肺脏周围形成一个可以小幅度活动的保护框架，使我们能够呼吸。坚固的骨盆保护着下腹部脏器和生殖器官，同时形成了一个很大的区域，供臀部和下肢的肌肉附着，这些肌肉都是运动（或活动）时所必需的。上肢和下肢的骨骼数量和排列方式相似。

骨是白色的，质地如同象牙一样坚韧而致密（皮质骨），或者呈蜂窝状（松质骨，骨小梁呈海绵状）。骨组织是由特殊的细胞（成骨细胞、破骨细胞和骨原细胞）嵌入矿化的基质组成的，使骨具有一定的强度和硬度。骨内含有丰富的供应血液的基质，使骨的损伤能够快速愈合。体内大约有2100万个骨单位（同心圆状的骨组织），在显微镜下呈现蜂窝状的外观。长骨是指那些存在于上肢和下肢中两端膨大的骨头。每根长骨有三部分：膨大的两端为骨骺，狭窄的颈部为干骺端，连接两端的中轴为骨干。在儿童时期，长骨的末端覆盖着软骨生长板（骺软骨），使生长得以迅速进行，而成年人的长骨是没有生长板的。

肌肉自主或不自主运动

人体大约有650块肌肉，通常被薄膜分隔以层状排列，分布在从四肢到眼睛甚至耳朵的每一个区域，使我们的身体能够活动。肌肉通过肌腱（扁平的肌腱称为腱膜）和筋膜（一种结缔组织）附着在骨骼框架上。肌腱是白色的，通常很纤细但非常坚韧，血液供应差。而肌肉的血液供应丰富，呈红色。

身体借助肌肉的运动可以使空气出入肺脏，推动食物通过消化道，帮助我们实现视听、言语表达、吞咽食物和肢体活动。肌肉收缩（或缩短）时会产生运动，而肌肉所能产生的力量完全取决于它的形状和大小。一般来说，短而丰满的肌肉收缩较小，但可能产生很大的力量；细长的肌肉收缩虽大，但产生的力量却较小。体内产生运动的肌肉类型有3种：心肌是心脏和进出心脏的大血管的内壁所特有的，虽然不是很强大，但却不知疲倦，而且我们的意识并不能控制它的运动；平滑肌分布于器官内和动脉内，也不受我们意识的控制；骨骼肌（或横纹肌）是能够使骨骼框架发生运动的肌肉，这些肌肉（如我们的肱二头肌、肱三头肌等）大部分是受我们意识控制的，但身体里有些骨骼肌平时是完全不受意识驱使的，像我们眨眼、吞咽、呼吸都是通过骨骼肌来完成的（而且大多数时候都是完全无意识的动作），还有我们耳朵里两块细小的肌肉以及腹股沟区域的肌肉也都属于骨骼肌。

我们身体中大部分的肌肉是骨骼肌，基于这些细胞（肌细胞）在微观上的组织结构，使得它们能够进行非常有力的收缩。骨骼肌受外周神经系统的控制，并由躯体神经（随意）支配。而心肌和平滑肌的工作都不由我们的意识支配，它们的活动是靠自主（自律）神经系统控制的，而自主（自律）神经系统对外界环境变化的反应非常迅速，能够及时改变我们的呼吸、心率、血流和血压，以应对不同环境的需求。

序言 **25**

淋巴和神经

淋巴系统为我们保驾护航

淋巴系统是从身体数百万个细胞之间的间隙收集组织液的网络系统，与将血液输送到身体各处的循环系统平行运行。我们身体里大部分的淋巴液都是无色透明的，但来自肠道区域的淋巴液是乳白色的。淋巴液是由微循环中的血浆（特别是组织间液）形成的，并由周围区域的淋巴管被动吸收。淋巴液依靠淋巴管管壁的收缩（较大的淋巴管管壁有平滑肌）以及周围肌肉和动脉的舒张、收缩而移动，管壁上还有单向的阀门防止淋巴液逆向流动。淋巴管将淋巴液引流到颈根部两条大静脉的交汇处（颈内静脉和锁骨下静脉），使淋巴液能够回流到静脉系统中完成循环。在进入静脉循环之前，淋巴液会流经分布在身体各处的淋巴结，这些呈肾形的小结节（直径在0.1~2.5cm之间）在身体各处起着检查站的作用，以确保没有危险的入侵者进入血液循环并造成破坏。尽管淋巴结的体积很小，但它们的结构很复杂，还有通道贯穿其中，并由起保护作用的包膜所覆盖。

脾脏和胸腺（像扁桃体一样）是由淋巴组织构成的。组成淋巴组织的细胞被称为淋巴细胞。这些免疫细胞作为人体免疫系统的守门员是我们身体防御系统的一部分，不仅存在于淋巴结内，还散布在整个肠管的管壁上和呼吸道的支气管上。大部分的免疫细胞（或免疫细胞的前体）是在骨骼内的骨髓中产生的。骨髓中所形成的这些淋巴细胞和其他的免疫细胞以及抗体，即这些微小的免疫分子对我们的防御系统非常重要。在一个年轻健康的成人体内，可能有多达450个淋巴结散布在身体各处，大多数淋巴结位于腹部靠近脏器的地方，也有大量淋巴结分布在腹股沟区、腋窝区以及头颈部。约有250个淋巴结位于盆腔和腹部，约有100个淋巴结位于胸部，头颈部淋巴结的数量为60~70个，其中有一圈由对称的4对扁桃体组织形成的结构是防止病原体进入我们下呼吸道和肠道的第一条防线。

神经传递信息

我们身体里的电子高速公路是神经系统。它在全身发送和接收信息，以闪电般的速度控制和协调身体功能，这是由多达1000亿个相互连接的神经元（神经细胞）实现的。这些神经通路经过多个纷繁复杂的网络相互连接，并通过电信号或化学信号传递信息（或脉冲）。对信息（刺激）的自主和非自主反应是由脊髓通过出入脊髓的神经网络触发的。我们身体的每一个神经细胞要么连接到脊髓（颈部及以下），要么通过12对颅神经从头颈部区域进入大脑。在细胞水平上，每个神经都有一个类似天线的突起（树突），在细胞体中接收信息，并有一个长长的延伸（轴突），用于将信息进一步传递至另一个细胞。神经细胞通过在它们之间的空间中传递的化学物质进行交流，从而激发下一个神经细胞的行为。

神经系统由中枢神经系统（大脑和脊髓）、周围神经系统（头颈部的颅神经和其他地方的脊神经及其分支）和感觉器官（眼、耳、鼻、舌、皮肤）组成，通过感觉神经纤维接收脉冲。神经系统在专门接收来自身体某个部位信息的区域内解释这些脉冲，然后通过运动冲动使身体的不同部位，无论是腺体还是肌肉，做出反应。中枢神经系统执行我们最重要的功能，接收来自感觉器官输入的信息，并决定对此信息采取何种行动。周围神经系统在功能上是两个独立的系统：自主（自律）神经系统（无意识的）和躯体神经系统（自愿或有意识的）。自主神经系统调节着身体的内部过程，这些过程使我们得以生存，并确保我们的身体处于完美的平衡状态。例如心率、呼吸、饥饿感、口渴感、出汗等。躯体神经系统使我们能够在一定程度上控制运动甚至呼吸。周围神经系统的两个独立的系统共同维持身体的稳态（平衡）。在大脑内的下丘脑监测和调节着全身的状态，并纠正所有失衡的情况。神经系统还能使我们从经历中学习并储存记忆。

"对一个人来说，没有什么知识会比了解自身的结构、组成、功能和行为更能使他满足。"

——托马斯·杰斐逊

1814年写给托马斯·库珀博士的信

第 **1** 部分

头颈部解剖

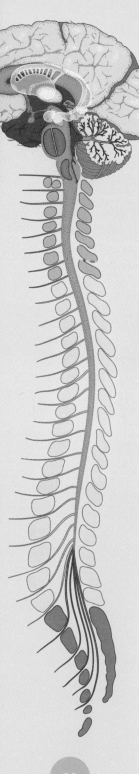

神经内分泌功能

　　我们的大脑调节着神经系统和内分泌系统之间的激素活动，身体的内部环境由神经和激素之间盘根错节的相互作用进行调节和控制。在神经系统内，神经冲动和源于自主神经系统的神经递质能够非常迅速地将信息传递到需要做出反应的部位，而通过内分泌系统做出的反应一般较慢，因为它们以激素的形式在血液中流动，需要相对较长的时间才能到达靶器官或部位。虽然激素的反应一般比较慢，但是范围更广阔。不过，在需要的情况下，激素也可以很快地产生作用。实际上，由内分泌系统产生的一些可以控制我们情绪的激素（比如恐惧或压力）就能够被迅速地传递到最终的目的地，无论是腺体还是组织。第一波激素触发目标组织中的受体释放额外的激素，随后一连串复杂的化学反应触发了神经系统的反应和情感表达机制，这是内分泌系统与神经系统常见的互动方式。生殖系统中的腺体所释放的激素对神经系统的发育有着直接的影响。

　　自主神经系统（中枢神经系统的一部分）和内分泌系统都是由大脑控制的——尤其是下丘脑，它负责调节激素。这两个系统共同作用，通过一个被称为神经内分泌整合的过程来调节身体的生理过程。这两个系统之间的密切联系是大脑内的下丘脑维持身体稳定状态（稳态）的机制，也是生殖和代谢功能的调节方式。比如如何消耗食物和水，如何使用能量（由食物和水转化来的），如何维持细胞内外化学物质的正确组成，同时也是我们控制血压的方式。

体内分泌激素的腺体

　　内分泌系统是由分散在身体各处的腺体组成的，这些腺体通过血液（但并不总是）分泌化学信使（激素，也称荷尔蒙），即内分泌系统控制着流经动脉的激素。内分泌腺一般由高度活跃的细胞组成，这些细胞周围有丰富的血液供应，并由松散的组织支撑。内分泌细胞能够分泌并释放激素，但要想引发另一个部位的效应，单靠一种激素是不够的，可能需要以串联的方式激发分泌其他激素。启动串联链的激素称为一阶激素（释放激素），由一阶激素作用而受到刺激后所释放的激素被称为二阶激素。

　　人体最重要的内分泌腺体是脑垂体，位于大脑下方，是一个小豆状的器官，直径只有1cm左右，在颅腔底部的一个马鞍形凹陷内，被一层膜所覆盖，这层膜将垂体与颅腔里的其他内容物分隔开来，并对垂体起保护作用。垂体柄通过膜上的一个小孔延伸出来，并与下丘脑相连，它们共同控制着我们最基本的需求。下丘脑通过反馈回路控制垂体，可以触发垂体开始或停止激素的分泌。垂体激素还作用于许多其他内分泌腺体，如卵巢、睾丸、肾上腺和甲状腺。下丘脑分泌的激素包括生长激素、催产素（"爱情激素"）和抗利尿激素（与血压有关）。松果体位于大脑深处，分泌褪黑素，这是一种根据自然光照和黑暗时间来调节我们日常周期（昼夜节律周期）的激素。

　　甲状腺呈蝴蝶形，中间由甲状腺峡部连接，位于颈部前下方，紧贴气管两侧，所分泌的激素调节着新陈代谢。在甲状腺的后面，有4个豌豆大小的腺体，即甲状旁腺，负责调节体内钙的含量。在腹部内位于肾脏上方的肾上腺分泌肾上腺素，为身体做"或战或逃"等行动反应的准备。与之接近的是胰腺，能分泌消化酶，更重要的是还能产生调节我们血糖水平和葡萄糖代谢的胰岛素和胰高血糖素。男性阴囊内的睾丸可以分泌性激素并制造生殖细胞（精子）。女性的卵巢位于盆腔内，也分泌性激素并制造生殖细胞（卵细胞，或称卵子）。

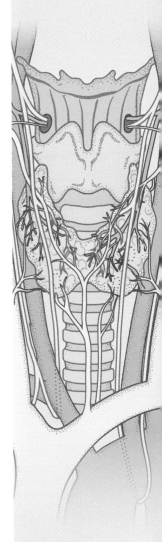

颅骨

大体解剖学 | 颅骨固定于脊柱上，由最顶端的椎体（寰椎）支撑，并保护着其内的脑和感觉器官，而且是面部各组织、咀嚼肌及韧带的支撑结构。头面部的骨架是由22块独立的骨（不包括6块小耳骨）相互组合构成的，其中边缘呈锯齿状的颅骨通过复杂的互锁关节（颅缝）彼此融合发展，结合后的骨骼结构形成了一个较大的卵圆形供大脑使用的颅腔、3个小腔（1个鼻腔和2个眼窝）以及许多较小的洞，其中一些是充满空气的窦腔。除了含有牙齿的下颌骨可以活动外，其他的21块骨都是紧密地结合在一起的。胎儿时期的头颅骨是柔软、可塑的，可以在分娩过程中被重塑。没有完全融合的骨间有绵软的膜间隙，在允许骨扩张、确保其有足够的生长空间的同时，还不损伤快速生长的神经系统。头颅骨很少是完全对称的，它的侧面有些扁平，底面凹凸不平，布满了许多用于脊髓、血管和神经穿行的开口。在受到撞击时，保护大脑的头盖骨（颅骨穹隆）光滑而凸起的轮廓使撞击力被广泛地分散出去，从而最大限度地减少骨折的可能性。由14块骨组成的凹凸不平的面部骨架，则表现出明显的个体差异。

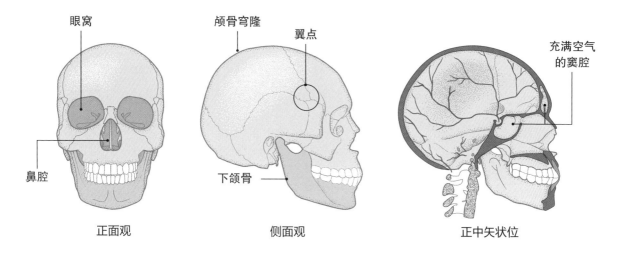

眼窝

颅骨穹隆

翼点

充满空气的窦腔

鼻腔

下颌骨

正面观   侧面观   正中矢状位

临床解剖学 | X线片通常可以区分头颅骨迂曲的颅缝和僵直的骨折线。前额骨的额中缝往往在儿童时期消失，使骨质看起来均匀一致，如果仍然存在，则容易被误认为是骨折。翼点是太阳穴旁4块骨头彼此交错形成的一个H形连接点，平时都被厚厚的肌肉所覆盖，肌肉下的骨质非常薄且很脆弱，受到打击时会使其内侧面的动脉破裂，随后因血液在颅腔内积聚而导致迅速死亡。未成年人的头颅骨因富有弹性，在受外力伤害时屈曲能力更强，可能导致大脑受损却无骨折的情况发生。

详查细究 | 头颅骨间的颅缝非常紧密地结合在一起，即使人死后也无法在不破坏多层互锁关节系统的情况下强行拉开。所以解剖学家过去常常用干鹰嘴豆将颅缝最大的开口处填满，再将颅骨于水中浸泡几天，膨胀的鹰嘴豆就会柔缓地把互锁装置（颅缝）撑开，使各个颅骨分离的同时仍保持完整，供日后检查。

颅腔和脑膜

大体解剖学 | 两对大的头颅骨和4块单个的头颅骨相互融合在一起，形成了容纳脑的颅腔。从颅腔里面观察颅骨的内板就会发现其凹凸不平，这是由覆盖在上面的结构随着时间的推移而渐渐形成的。头颅骨形成的不断加深的陷窝（前颅窝、中颅窝、后颅窝）以阶梯状的方式排列，每个陷窝都容纳脑组织的一部分并有可容神经、动脉和静脉穿行的开口（孔洞）。中间楔入的是一块蝴蝶形的骨头，其中央呈中空的马鞍状凹陷处是脑垂体的所在地，而脑垂体是关键的激素调节器。双侧似山峦岩石样突起的结构（颞骨岩部），保护着其深处小巧精致而又脆弱的内耳听觉器官。三层同心排列的脑膜（硬脑膜、蛛网膜和软脑膜），包绕着大脑和脊髓。最外围的硬脑膜有两层，它的外层松散地覆盖在颅骨的内侧面，只嵌入较大的颅缝处，而内层相互折叠形成4个不完全的分区，将脑组织分隔开，防止过度移动和内部结构相互挤压，同时也形成静脉血管走行的空间。循环的脑脊液起源于大脑深处的空隙（脑室）内，进入脑膜内外两层之间的空间（蛛网膜下腔），既能缓冲外力又能运输营养物质，还可以清除该区域的废物。

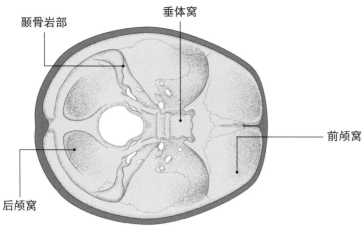

颞骨岩部

垂体窝

前颅窝

后颅窝

顶面观

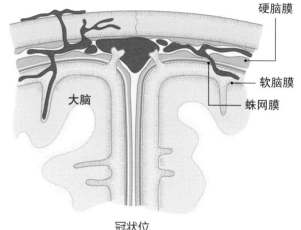

硬脑膜

软脑膜

蛛网膜

大脑

冠状位

临床解剖学 | 坚固的颅骨形成颅腔，而颅腔内的出血通常根据各层脑膜之间的解剖位置、脑内动脉是否破裂或阻塞来进行分类。供给硬脑膜的主要动脉蜿蜒走行于颅骨和硬脑膜的外层膜之间，巨大的力量可以破坏它，经常导致致命的硬膜外出血。即使是轻微的头部损伤也可能会损坏连接硬脑膜与蛛网膜的静脉，导致隐匿的硬膜下出血。突发性的动脉瘤破裂出血流入蛛网膜下腔（即蛛网膜下腔出血）会导致人衰弱，而且大多都是致命的。供应大脑的动脉阻塞或出血则会相应地导致缺血（缺氧）性中风或出血性中风（血液进入大脑）。

详查细究 | 古代解剖学家常用"母"（mater 同 mother）来表示结构在物理上的密切程度。三层脑膜间反映了它们一致"母"性的表现。最外层的如皮革般的是"坚硬、刚强的母亲"（硬脑膜 dura mater），其内层的是类似于"蜘蛛网状的母亲"（蛛网膜 arachnoid mater），最内层紧贴着大脑的薄而软的膜是"温柔的母亲"（软脑膜 pia mater）。

脑和脊髓

大体解剖学 | 大脑和脊髓组成了中枢神经系统。根据胎儿的生长方式，大脑被划分为3个区域：前脑（大脑、基底节、丘脑）、中脑（连接前脑和后脑）、后脑（小脑和脑干），每个区域都与前一部分相连。具有高级智力功能的成对的大脑半球是最大的部分，它们褶皱的外表是一层薄薄的灰质，是1000亿个神经细胞的家，通过自身折叠获取了更多处理信息的能力。灰质内部的白质核心主要是连接大脑同侧区域和对侧区域（通过胼胝体）的神经纤维。丘脑的角色就像一台交换机，将身体所有的感觉信号（除嗅觉外）传入大脑。4对基底节神经在运动中起重要作用。小脑调节和维持身体的运动。脑干是调节呼吸和心血管运动功能的重要中心，也是12对脑神经中的10对神经出颅的起源。大脑位于封闭的颅腔内，而脊髓（成人脊髓约45cm长）则沿着脊柱向下走行，终止于背部2/3处的一束类似马尾巴的神经（马尾）。脊髓通过31组脊神经在大脑、四肢和躯干之间传递信号。

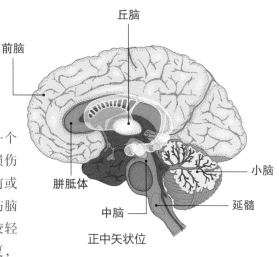

前脑

丘脑

胼胝体

中脑

小脑

延髓

正中矢状位

临床解剖学 | 大脑被很好地保护在一个封闭的空间内，这在疾病发生或受到损伤时可能会成为问题。快速而猛烈地向前或向后突然运动（例如在车祸中）会挫伤脑组织，导致其肿胀或脑部损伤。对于较轻的损伤，一段时间的晕眩后会快速恢复，而严重的损伤会导致记忆力下降甚至昏迷。当出现肿瘤或大出血导致坚硬的颅骨内压力上升时，颅腔内容物会被向下推挤，最终从底部最大的开口处挤压出去（称为脑疝或锥状突出），这对呼吸中枢和脑干上神经的损伤是不可避免的，而且是不可逆的。

详查细究 | 构成大脑的那部分不起眼的灰色软组织是人体最复杂的器官。成年人大脑的平均重量为1.5kg（约占体重的2%），因漂浮于循环的脑脊液中，其重量减轻到50g。大脑是一个耗能大户，它消耗血液中25%的葡萄糖和20%的氧气，同时对疼痛并不敏感。

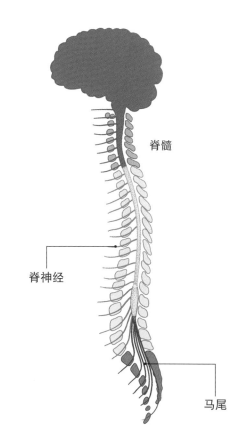

脊髓

脊神经

马尾

眼和眼眶

大体解剖学 | 眼睛的功能只有一个，把光传到视网膜上，由大脑来解读。7块骨头构成了保护眼睛的骨性眼眶，它们看起来像两个侧卧的四边形金字塔，顶端朝后，正面被眼睑和面部肌肉形成的保护套覆盖。眼眶里除了眼球之外还布满了可移动眼球的肌肉，还有血管、神经、泪腺（分泌眼泪）和脂肪。双侧眼球的转动需要6块眼部肌肉（上直肌、下直肌、内直肌、外直肌、下斜肌和上斜肌）同步运动，大部分肌肉起源于眼球后部。眼球外部由泪液保持润滑，泪水源源不断地从外缘向内扫过如同雨刷器一样，最后流入鼻子。从解剖学的角度看，眼球由三层结构组成，排列方式很像照相机：部分呈白色的角膜巩膜层是外层；中层为精致细腻且布满血管的脉络膜层；内层是能够感光的视网膜层。眼球的前部是一个透明的圆顶状的外层覆盖物（角膜），此覆盖物后是晶状体，可用来调节焦点。虹膜是可被调节的光圈，控制着光通过它进入视网膜开口（瞳孔）的大小。光感受器将信号沿着视神经传递到大脑后部，图像最终在那里被解读。

临床解剖学 ┃ 眼内的压力通过房水（一种血浆）不断地产生和排出来维持。错综复杂的排水系统中的任何一个部位发生堵塞都会提高眼内的压力，并可能导致不可逆的损害（青光眼）。由于视神经周围的空间与脑脊液在大脑周围循环的空间是连通的，因此颅腔内的压力升高会在眼部表现出来。若通过眼底镜观察到眼球后方的视神经（视盘）向前凸起，则提示不要尝试任何非必要的手术，那样可能会对大脑造成不可逆转的损伤。

详查细究 ┃ 眼睛用于调节焦点的双凸透镜有三层结构，主要结构是富有弹性且可被拉伸的晶状体，此透镜没有血液或神经供应，因此能保持清透并且毫无阻碍地传送光线。该透镜的表面还有一道与外界隔绝的高效屏障，独一无二的是，它终生都保存着所有的细胞。

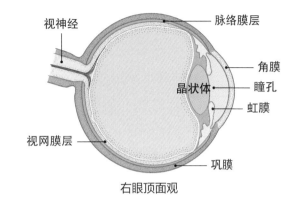

右眼顶面观

脉络膜层
角膜
瞳孔
虹膜
巩膜
视神经
晶状体
视网膜层

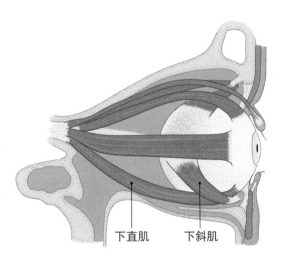

右眼眶侧面观

下直肌　下斜肌

鼻和副鼻窦

大体解剖学 | 鼻腔是面部骨骼中间的不规则梨形空腔，下部比上部宽，与眼眶相连的两块小骨头是鼻骨。外鼻主要是软骨和皮肤，具有丰富的感觉和血液供应。鼻前后各有两个孔，后鼻孔与咽部相通（鼻咽部）。鼻中线处有一个无特征的分隔，靠前部分是软骨，而靠后部分则是骨。鼻内的双侧有3个对称的架子样的突起（每一个都有黏膜覆盖其上，称为鼻甲）。流经鼻道的空气被细小的毛发（纤毛）清洁，被丰富的黏膜加热，然后经过咽部进入下呼吸道。鼻咽下方有软腭在吞咽时会闭合，以防止食物发生口鼻倒流。鼻顶部的神经通过筛子状的骨性结构（筛骨的筛状板）将气味传入大脑。鼻腔还与周围骨骼中的几个充满空气的空间相连，这些空间称为副鼻窦，能增加声音的共鸣。最大的是上颌窦，位于上牙槽的上方和眼眶的下方之间。还有一条管道（鼻泪管）连接在眼睛内角和下鼻甲之下的区域（下鼻道），因剧烈哭泣而溢出的泪水也会通过这条管道排出。

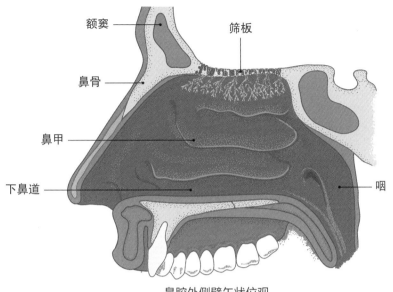

額窦　　　　筛板

鼻骨

鼻甲

下鼻道　　　　　　　　咽

鼻腔外侧壁矢状位观

临床解剖学 ┃ 任何解剖学上的相连同时也是潜在的感染途径，在鼻子里就有好几处。副鼻窦经常被感染的黏液填满，导致疼痛性副鼻窦炎。感染可通过鼻泪管从鼻子波及眼睛，反之亦然。在鼻子周围的危险区域（想象一下鼻子外周的三角形）挤粉刺，可能会产生灾难性的后果，因为感染会通过连接鼻子与颅腔或眼睛与颅腔的静脉向后传播。鼻中线分隔的软骨处（黎氏区，利特尔氏区，Little's area）有多条交汇的血管，是常见的因为抠鼻子而流鼻血的部位。

详查细究 ┃ 地心引力和软骨的分解对衰老的身体会产生影响，尤其是鼻子和耳朵，就好似到了老年它们还在继续生长似的。这是一种错觉。由于与年龄相关的软骨框架（鼻尖开始变软和下垂）和面部骨骼（上颌骨收缩）的变化，使鼻子的形状发生了改变，从侧面看像被拉长了一样。

头面部

大体解剖学 I 从解剖学上讲，面部不包括耳朵。它从前额延伸到下巴，在两耳之间。面部骨骼，包括可活动的下颌骨（下巴），共计14块骨（其中6块成对、2块单独）。成对的两个眼眶、一个梨形的鼻腔以及口腔，容纳了视觉、嗅觉和味觉的感觉器官。面部有两组肌肉：咀嚼肌（咀嚼）和面肌。后一组约出19块肌肉组成，具有双重作用。它们排列在面部骨骼开口结构的周围，形成括约肌，用于打开或关闭眼睛、鼻子以及嘴巴，其名字往往反映了它们的作用。还因为这组肌肉能够表达人类一系列的情感，所以也被称为表情肌。头皮与面部是连续的，从解剖学上讲，头皮从前额的眉棱上方开始，一直向后延伸到颅骨后部。从侧面看，头皮一直延伸到颧骨和耳道的骨性开口处。头皮可以分为5层，外三层作为一个单元整体移动，这个单元的第3层是由一条扁平的肌腱（腱膜）分开的双腹肌层（也是面部肌肉之一）。最内层与颅骨紧密相连。

临床解剖学 | 由于头皮具备丰富的血液供应，所以即使是小的损伤也会出现夸张的、大量的出血。由于大部分的血液供应和神经分布都在表皮下的脂肪层内（而最上面的3层又是一体的），所以包含血液和神经的这部分皮肤（皮瓣）可以移植到其他部位进行矫形外科手术。因为被腱膜分离的肌腹会向两个相反的方向拉扯，所以头皮上较深的切口会被撕裂，且出血量大得惊人。重新将头皮各层贴近并仔细缝合就能阻止血流。太阳穴和眼睛之间有小的动脉连接，有时会将面部区域的动脉炎症（如颞动脉炎）扩散至眼部，导致突发性失明。

详查细究 | 与众不同的是，面部肌肉会相互插入并覆于皮肤之下，从而能产生广泛的运动。颈阔肌起源于胸部向上延伸至颈部，最终与面部的肌肉相连，是人体罕见的上覆皮肤的薄层肌肉（肉膜），其他的哺乳动物常用它来驱赶讨厌的昆虫。

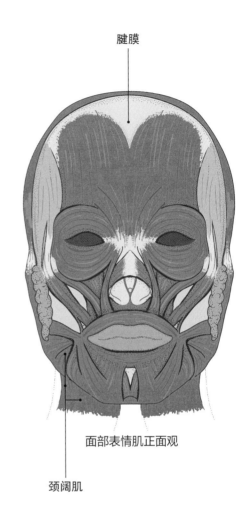

腱膜

面部表情肌正面观

颈阔肌

口和舌

大体解剖学 | 口腔从嘴唇和脸颊开始，通过窄小的口咽峡向内，延伸到喉咙。它的主要功能是进食，同时也是换气和说话的通道。牙齿前面以嘴唇和脸颊为界的区域是前庭。在牙齿后面，上腭将口腔和鼻腔分开。拱形的软腭及其中线处肉质的悬雍垂（小舌头）可以关闭口腔和鼻腔之间的咽喉通道，以利于吞咽和说话。唾液腺可以润滑口腔。口腔底部排列着吊床状的肌肉与舌紧密地连接。舌附着在其上方和下方的几块骨头上，表面被湿润的粉红色黏膜覆盖，一部分在口腔（舌尖和舌体部），一部分在喉咙（舌根部）。舌由8块成对的肌肉融合而成，在中线处被纤维分隔开来。4块舌外肌附着在舌头外的不同部位，可以变换舌的位置做较大动作。4块舌内肌完全在舌头内部，可以改变舌的形状。舌的大部分表面覆盖着3种类型的小味蕾，尤其是舌背上的味蕾更多。舌的下表面被褶皱的组织（舌系带）所束缚。在12对颅神经中有5对支配着舌头，说明了舌头的重要性。

临床解剖学 | 双弓形开口的口咽峡部既是食物摄入的通道，也是防止有害物质进入下呼吸道的关口。扁桃体组织位于两弓形开口之间的黏膜窝中，从两侧向峡部突起。腭扁桃体的大多数感染是自限性的，但偶尔肥大的扁桃体会在中线相连（吻扁桃体），导致食物和水几乎没有空间进入咽部。扁桃体炎发作时可能表现为耳痛（反之亦然），因为中耳和腭扁桃体共用一条神经（舌咽神经），所以嗓子或耳朵的疼痛需要检查两个部位。

详查细究 | 口腔内的上、下牙齿几乎是坚不可摧的，因此当面部被毁容时牙齿可被用于法医学鉴定。在确定真实年龄方面，牙齿也比骨骼可靠得多，甚至在发育中的胎儿身上也是如此。在牙齿根部，半透明的牙本质的沉积量与年龄大致成正比。

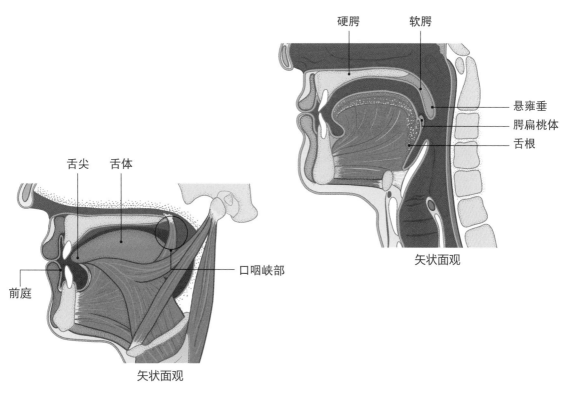

硬腭　软腭

悬雍垂
腭扁桃体
舌根

矢状面观

舌尖　舌体

口咽峡部

前庭

矢状面观

唾液腺

大体解剖学 | 人体有3对大唾液腺（腮腺、下颌下腺和舌下腺）和散布在口腔周围的800～1000个小唾液腺，这些腺体所分泌的唾液不但可以通过润滑口腔、湿润食物来帮助消化及防止蛀牙，还可以通过湿润黏膜的表面来帮助人发出声音。其中，最大的腺体是位于耳前的由纤维被膜覆盖的腮腺，且有3个结构（动脉、静脉和神经）在腮腺内穿行。面神经向前穿过腮腺腺体支配面部肌肉，同时将腮腺分成两叶。下颌下腺卡在下颌角下，它的两叶呈马蹄形环绕在口腔底部吊床状肌肉（下颌舌骨肌）的边缘。杏仁状的舌下腺位于近中线处的舌黏膜下。腮腺产生浆液性（水状）分泌物，舌下腺产生黏液状分泌物，而下颌下腺则产生这两种分泌物的混合物。所有大唾液腺都通过导管将唾液排入口腔，导管的开口是（受过训练的）肉眼可见的。腮腺通过腮腺导管排出分泌物，此导管开口于上颌第二磨牙（上第二臼齿）相对的颊黏膜上。下颌下腺和舌下腺的唾液通过沃顿管（Wharton's duct）在舌头下面的开口排出。

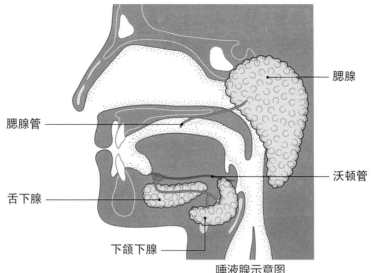

腮腺

腮腺管

沃顿管

舌下腺

下颌下腺

唾液腺示意图

临床解剖学 | 覆盖腮腺的包膜几乎不能伸展，因此腺体在三个方向上都受到限制，影响腮腺腺体的疾病（如腮腺炎）会因包膜被拉伸而引起剧烈疼痛，而腮腺肿物往往向颈部延伸，这是唯一可能的生长方向。腮腺肿瘤会压迫腺体内部的面神经，导致患者侧面部表情肌下垂（麻痹）。原因不明的麻痹现象为贝尔氏（Bell's）麻痹症。如果前额部肌肉仍有功能，则病因很可能在大脑内部，因为前额面部肌肉受两个神经支配，其中，当大脑内出现问题时，前额面部的肌肉可以幸免。

详查细究 | 人体内每天约有1.5L的唾液以0.3mL/min的速度稳定分泌。唾液腺仅在想到或看到食物，或是闻到食物的气味时，其唾液分泌量才会因受到刺激而上升到（1.5～2）mL/min，其中，腮腺分泌的唾液量约占50%。人在睡眠时几乎不产生任何唾液。

下颌骨及其咀嚼作用

大体解剖学丨U形下颌骨呈水平的弓状且在中线处突起形成下巴（下颏），其内有血管、神经和牙齿。颅骨中唯一可以活动的关节（颞下颌关节）位于面部的两侧，由下颌骨垂直突起的部分与颞骨相接而成。下颌骨是咀嚼肌附着的部位，成对的四组肌肉实现了下颌骨前滑（突出）、侧滑、上提（抬高）和后拉（缩回）的动作。其中，有一组肌肉（翼外肌）在收缩时能使下颌骨向前微微突出，之后重力就会起作用（除非倒立，倒立时颈部肌肉可以使下颌骨张开）将下颌骨打开。其他三组肌肉从开口位置将下颌骨抬起并向后拉，如此便完成说话和咀嚼动作。如果我们咬紧牙关可以感觉到其中的两块肌肉，一块覆盖在太阳穴上（颞肌），另一块覆盖于下颌骨在脸部偏下的垂直处（咬肌）。更深层的肌肉位于一个被称为颞下窝的拥挤的深层空间内，其中包含神经、动脉和网状静脉，这些结构在脸部和颅骨之间有许多连接。

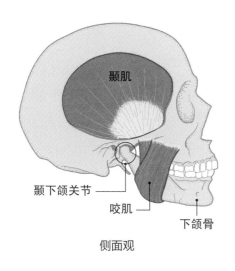

颞肌

颞下颌关节

咬肌

下颌骨

侧面观

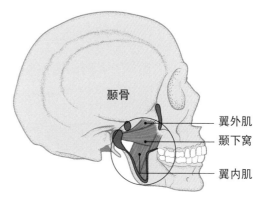

颞骨

翼外肌

颞下窝

翼内肌

下颌骨部分去除后矢状面观

临床解剖学 | 颅骨侧面的颞下颌关节是一种改良的颅缝，同时具有其他关节的特征（关节囊、关节软骨）。当腭扁桃体周围黏膜感染（扁桃体周围脓肿）时，或颞下窝内较深的部位发生感染（通常是脓液聚集）时，或在口腔内注射的牙科麻醉剂稍有过量时，能够打开下颌骨的翼外肌（或供应它的神经）就会受到影响。在这种情况下，痉挛（牙关紧闭症）随之而来，打开下颌骨几乎是不可能的。有时在颞下颌关节腔内的下颌骨头可能会因向前移动太远而发生脱位，导致嘴巴大张。

详查细究 | 下巴（下颏）是人类独有的。在出生时下颌骨分为两部分，中间的缝隙通过纤维性组织相连接，出生后三年内会相互融合。颏裂（中央凹）的形成由遗传决定，此时中线的缝隙会不完全融合。如果附着在此处的颏肌（面部肌肉）没能融合，也会出现这样的浅窝。

耳朵

大体解剖学 | 我们在头部两侧很容易观察到形状和大小不完全相同的耳朵，但实际上耳的大部分结构都位于颅腔底部的颞骨内。耳部可分为外耳、中耳和内耳三部分，在实现听觉和维持平衡的复杂过程中都起着至关重要的作用。外耳由耳郭和外耳道组成：耳郭为收集声波的槽状软骨；外耳道为引导声音进入中耳的通道，一部分是软骨，另一部分是骨性的结构。当声音通过耳道时会振动鼓膜，鼓膜是一层半透明的椭圆形薄膜，将外耳和裂隙状的中耳隔开。振动使三块小骨头（听小骨）组成的链条发生运动，将声音传到充满液体的迷路腔和内耳通道里。内耳中有两个功能单元共存：前庭器，维持身体平衡，其部分功能还可以感知重力和头部的位置；耳蜗，呈蜗牛状，是用来听声音的。中耳听骨链中的最后一块听小骨敲击耳蜗的膜状窗口，引起耳蜗内的液体流动，使负责该区域的神经触发反应。声音可在大脑的多个位置被解释。

临床解剖学 ┃ 耳部结构由于构造复杂、空间狭窄以及与相邻区域的关系密切等原因，很容易受到损伤。耳郭部皮肤很容易与皮肤附着的软骨部分分离。外耳损伤需及时治疗，其目的是使软骨与邻近的营养物质重新相连，防止形成"菜花耳"。有一个通气管道（咽鼓管）可以使鼓膜两侧气压均衡，咽喉部的感染通过此管道可达耳部。在儿童时期，由此引发的中耳感染可蔓延到充满空气的骨骼中，从而产生严重的后果（乳突炎）。镫骨肌是人体最小的肌肉（长度小于1mm），它能减弱突然传入的高频声音，如果镫骨肌受损会导致正常的声音被认为是非常响亮的。

详查细究 ┃ 人类最小的骨头是中耳内的三块听小骨，它们的形状分别似锤子（锤骨）、砧板（砧骨）和马镫（镫骨），其中两个骨有极微小的肌肉附着。听小骨在出生时几乎就已经发育完全，这对于骨骼来说极其罕见。发育完全的听小骨为婴儿提供了与成人相同的传递声音的方式，因此保障了婴儿的语言能力可被正常开发。

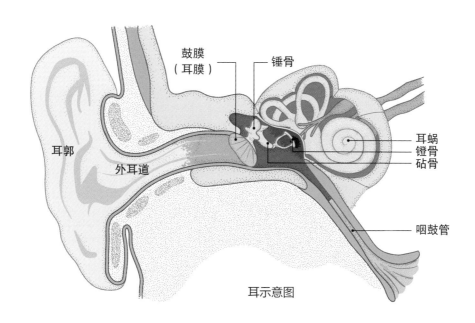

耳示意图

颈部三角区及间隙

大体解剖学 | 颈部从下颌骨底部开始延伸到胸骨顶部，将头部与身体的其他部位相连。颈部的形态因包绕着后方的脊柱和前方的气管而形成，同时它通过后方的脊柱支撑着头部。人体的颈部相对较长且具有高度的灵活性，头部的旋转和左右活动主要依靠顶端的两块椎骨（寰椎和枢椎）。颈部结构被四组纵向的筋膜分隔保护着，各结构在包绕的筋膜内走行通畅。最大的分隔由厚厚的双层筋膜环绕而成，像项圈一样包裹着颈部，并在遇到肌肉时自然分开。其余3组分隔在它的内部，如同包装材料一样，贵重的货物被包裹在更深层的筋膜内。斜置在颈部两侧的胸锁乳突肌将每侧颈部都分割成两个三角形空间（颈前三角区和颈后三角区）。颈部高位的U形舌骨又进一步把颈前三角区划分为舌骨上区和舌骨下区。双侧4对舌骨上肌可将舌骨向上或向侧方拉起，以帮助张口。双侧4对舌骨下肌则向下拉动舌骨以及与之相连的喉部。

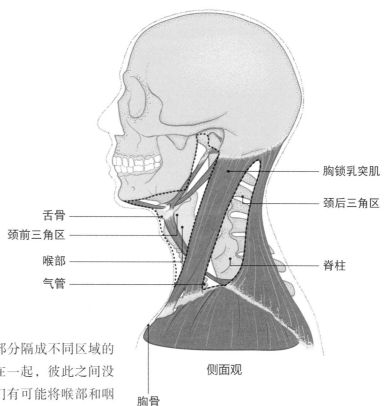

胸锁乳突肌

颈后三角区

脊柱

舌骨

颈前三角区

喉部

气管

侧面观

胸骨

临床解剖学 | 将颈部分隔成不同区域的各组筋膜紧紧地贴合在一起，彼此之间没有物理空间，因此它们有可能将喉部和咽部的感染蔓延至周围，并扩展到胸部甚至抵达背部。阻生智齿的感染会蔓延到口腔底部以外的区域。若脓液充满潜在的空间会推挤喉和气管等结构，可因阻碍呼吸而导致死亡。有些颈部的肿块在颈三角区内的位置是可以预估的。中线处的小突起可能是甲状腺发育过程中导管未能闭合而产生的囊肿。

详查细究 | 人类并不像其他物种（牛和火鸡）那样有从颈部垂下的皮肤皱褶（垂肉，垂皮）。项圈状的颈部筋膜从舌骨一直牢固地连接到下颌骨，从解剖学角度防止了这种垂皮的出现，但却不能防止随着年龄的增长而自然出现的松弛下垂的皮肤（或双下巴）。

喉部与咽部

大体解剖学｜喉是通往下呼吸道的门户，它的作用就像括约肌（一种能够收缩的肌肉）一样，只允许空气进入气管，其他不需要的物质会被阻止在外。喉位于舌骨下方的颈部中线处，紧靠在皮肤、脂肪和薄薄的肌肉（颈阔肌）后面。它的框架（若干软骨、韧带和膜）与舌骨相连并一起活动，这些结构都被黏膜覆盖着。喉底部的肌肉通过扩大或缩小声带处的缝隙使空气通过或者产生声音，且只有此一块肌肉控制着这个缝隙。喉可以在拉紧或提升之前通过完全关闭此缝隙使胸腔封闭。咽部被5层黏膜、筋膜和肌肉覆盖着，长12～14cm，从颅底部开始悬垂于鼻、口、喉的后方（即鼻咽部、口咽部、喉咽部）。咽的结构就像根管子，管子前面有3个开口，这些开口分别与其前方的结构相连通：通过喉的引导使空气进入呼吸道；通过3块环形的肌肉推动食物下行，将食物从口腔运送到消化道；通过3块纵行的肌肉还可使咽部上提，协助吞咽。咽部还具有辅助发声和平衡中耳内压力的功能。

临床解剖学 | 一根支配喉部的神经分支越过颈部到达胸腔后，转了个弯又返回颈部才抵达声带，当肺部肿瘤压迫这根神经时可导致声音变化，因此有任何声音变化都需要对肺部进行检查。颈部的扁桃体组织（鼻、口、舌后部）形成的保护环是下呼吸道的第一条防线。异物常常会滞留在喉咽部空间内，梨状隐窝是其中一个常见的部位。某些肿瘤亦可以在压迫到重要结构之前于此空间内生长到很大而不被发现。

详查细究 | 喉室是假声带（上声带）和真声带（下声带）之间的狭窄空间。这个空间向外突出形成的小囊可为声带提供润滑物质。其他灵长类动物，特别是吼猴，也有可膨胀的小囊，但若与人类相比则微不足道。这一结构在管乐器演奏者和那些倾向于从事重体力劳动的人中可能会较大，所幸的是用肉眼无法观察到。

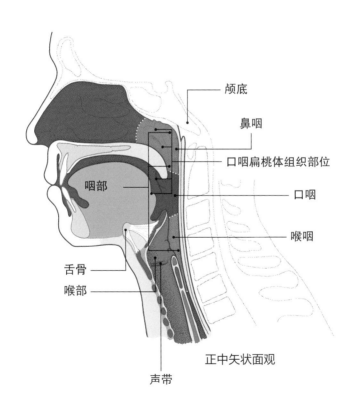

颅底

鼻咽

口咽扁桃体组织部位

咽部

口咽

喉咽

舌骨

喉部

声带

正中矢状面观

甲状腺

大体解剖学 I 甲状腺和甲状旁腺都属于内分泌腺，位于颈前部偏低的位置，在喉的下方覆盖于气管两侧。甲状腺相对较大且不成对，能分泌生长和新陈代谢所必需的激素，并将其分泌物储存在构成甲状腺的大量的细胞之外，这在所有内分泌腺中是独一无二的。甲状腺分为两叶，紧附于气管壁，通过水平变窄的部分（峡部）相连接。整个腺体由一层包膜围绕，此包膜借由一个小的筋膜附着于后面的气管上。当吞咽时，甲状腺会随着气管的上升而发生移动。4个豌豆大小的甲状旁腺通常位于甲状腺的后面，每个重约50mg，分泌的甲状旁腺激素对钙的调节起着至关重要的作用。尽管甲状旁腺的数量和位置因人而异，但大多都被包裹在甲状腺周围或后面，同时这两种腺体连同气管一起又被另一组外层的筋膜（气管前筋膜）所包绕。甲状腺和甲状旁腺非常重要，它们的血液供应来自同样重要的两条动脉（颈动脉和锁骨下动脉）。只有在极少数的个体中（3%），甲状腺才接受从主动脉上发出的额外的动脉（甲状腺最下动脉）。

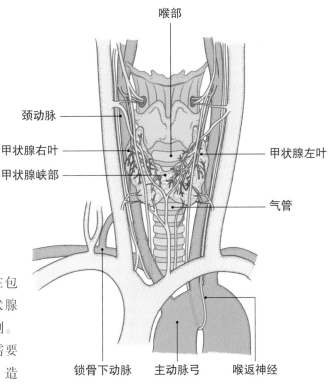

喉部

颈动脉

甲状腺右叶

甲状腺峡部

甲状腺左叶

气管

锁骨下动脉　　主动脉弓　　喉返神经

甲状腺前面观

临床解剖学 | 因为甲状腺周围存在包膜，所以即便甲状腺发生肿大（甲状腺肿），其生长空间也会受到一定的限制。但有些即使是良性的甲状腺肿大还是需要切除，因为它们会使气管和食管移位，造成呼吸、吞咽困难。相反，癌性的生长通常不会引起移位，因为相应的结构会被侵蚀、破坏掉。支配喉部的神经（喉返神经）和另一条从脑部开始在颈部环绕后转回面部的神经链（交感神经链）紧挨着甲状腺。如果这些神经受到挤压或侵蚀，可能会引起声音的变化或轻度的眼睑下垂。甲状腺手术时需要找到甲状腺最下动脉并保护好它，否则会出现大出血。

详查细究 | 说来奇怪的是，甲状腺最初是从咽底部开始发育的，然后越过舌根部逐渐迁移至颈前部它本应存在的位置。偶尔，甲状腺会因过度迁移而进入胸腔。在极少数情况下，从一开始就不打算发生迁移、也不影响其功能完整性的甲状腺会直接覆盖在舌根部。

"解剖学是医学的根基，应该以人体的形态结构为基础。"

——希波克拉底

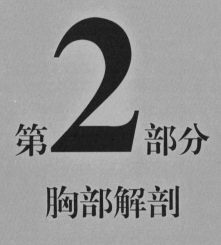

第**2**部分

胸部解剖

呼吸和循环

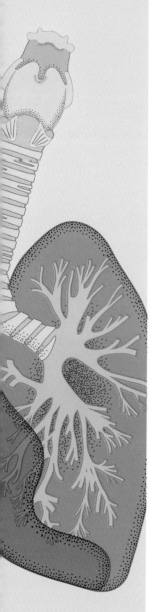

我们体内所有的细胞都依赖于持续而规律的氧气供应来生存。在每个细胞中，氧气都与二氧化碳发生交换，而高剂量的二氧化碳对身体是有害的，因此需要将它们从身体中清除。虽然我们的血液在身体各处运送着这些气体，但气体交换的最终场所却在肺部。吸入肺部的空气中充满了氧气，这些气体会抵达肺部非常小的（数百万个）囊泡，这一水平的囊泡仅有一层极其薄的薄膜，薄到气体很容易透过这层膜后进入微小的血管（毛细血管）中，然后这些微小的血管汇入稍大一些的血管，最终流入心脏内再被输送到各个组织中去。新鲜的氧气与二氧化碳发生交换，然后二氧化碳再以呼气的方式被肺部排出，这就是呼吸。血液在体内的流动是依靠心血管系统/循环系统完成的，而心血管系统/循环系统在很大程度上依赖于呼吸系统。

人体自身有一个单向的肌肉泵——心脏。心脏、血液和血管共同组成了心血管系统。心脏通过挤压（收缩）使心腔内的血液进入彼此连接的血管网络，利用这种方式，将生命所需的氧气和营养物质输送到身体的每个细胞。那些实现调节生长、新陈代谢和其他重要功能所需的激素也通过体内循环的血液被输送到目标区域。白细胞就在我们的血管内进行循环，它可以抵御那些已通过其他防御系统的入侵者。如果没有源源不断的血液流经身体的每个细胞，为它们提供氧气和营养物质的同时清除废弃物，那么我们的身体在细胞死亡前只能维持很短的一段时间。血液将废弃物运送到肝脏和肾脏进行排泄。最终，虽然循环系统是由心脏、血液和血管组成的，但其他系统（神经系统和内分泌系统）的器官也直接或间接地对其进行调控。

显微镜下的血管

血管（动脉、小动脉、毛细血管、小静脉和静脉）虽遍布全身，但大小不一。动脉和小动脉的血管壁厚且有弹性，其作用是帮助它们应对来自循环系统的被高压泵入的血液，就像高速公路上大负荷的交通一样。动脉、静脉的管壁有三层结构，每层结构又包含数个亚层。最内层是由一层薄薄的内皮细胞构成的内膜，覆盖于整个循环系统。中间层是一种肌肉壁，称为中膜。动脉的中膜层内所含的平滑肌比静脉中的更丰富些，这使得动脉血管可以通过扩大（舒张）或缩小（收缩）管腔来调整组织所需的血液量。血管的这种舒缩方式是人体调节血压和温度的机制。血管壁的最外层是外膜，由一层厚厚的结缔组织构成。毛细血管是位于动脉与静脉系统之间的管壁，只有一层细胞的血管，动脉、静脉系统可在此进行氧气与二氧化碳以及其他营养物质与废弃物的交换。

肺循环和体循环

我们的身体内每时每刻都在进行着两种类型的循环。从身体其他部位返回心脏的含氧量低的血液从心脏右侧泵入肺部，这些血液在肺内注入氧气，然后返回心脏的左侧。以上过程为肺循环，是一个低压系统，确保肺部外围小血管（毛细血管）内的液体不会被强行灌入肺部的小囊泡（肺泡）中。血液从肺部回流到心脏左侧后，在高压推动下流入身体的其他部位，即为体循环。体循环内的血液富含氧气，为生命提供保障。体循环中的压力很高，因此血液可以被推送到身体的每一个部位，为体内的各个器官及身体的四肢提供血液，包括我们的手指及脚趾。

人体每一条重要的大血管都起源于血管的高速公路——主动脉。它首先发出的是供给心脏的血管（左、右冠状动脉），然后是三条向上的大动脉，分别供给头、颈和双臂。大脑作为人体的控制中心需要优先供血，永远是快速高效地接受血供的第二目标，仅次于心脏本身。含氧量丰富的血液（动脉血）通过颈内动脉和椎动脉组成的双重供血系统能够迅速地抵达脑组织，这些动脉在大脑底部还形成了一个互相沟通的动脉网络（即"威利斯环"，"circle of Willis"）。

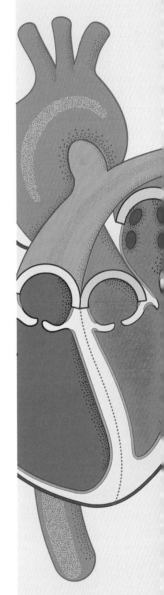

骨性胸廓

大体解剖学 | 胸腔是人体第二大中空的空间结构，其内含有3个独立的空间供心脏和两侧肺脏使用，与下面的腹腔之间由膈肌分开。胸腔的内容物被皮肤、脂肪、肌肉以及骨性胸廓组成的胸壁所包围。去除所有附着物后的骨性胸廓就像一个上窄下宽的笼子。这种坚固的结构不但可以对里面的内容物起到保护的作用，同时又允许内容物向两个方向扩张以利于呼吸：横向扩张时，（每单根）肋骨的运动方式就像水桶侧面的把手从自然静置被抬至水平；而向上扩张时，则像老式手压抽水泵手柄的运动轨迹。其他的移动只限于小幅度的旋转，因此胸廓内的器官不会被损伤。骨性胸廓由脊柱、肋骨和胸骨组成，胸部的形状主要是由肋骨形成的。脊柱两侧的12对肋骨向前下倾斜，且呈一定角度固定于胸骨上（胸骨呈匕首形），大部分肋骨都附着在胸骨上。由上至下的前7根肋骨（真肋）末端通过肋软骨直接与胸骨相连。第8～10根肋骨（假肋）通过附着在上位的肋软骨上间接地与胸骨相连。剩下的两根为浮肋，仅仅是附在脊柱上，并未与胸骨相连接。

临床解剖学 | 肋骨骨折很少发生在儿童身上，因为儿童的胸廓非常有弹性。尽管肋骨富有柔韧性，但在成年人中肋骨骨折还是会经常发生，最脆弱的部位是在肋骨向前弯曲移行的地方。其中，因上两根肋骨有锁骨保护，下两根肋骨可自由摆动，所以相对不易发生骨折。单个的肋骨骨折通常可以自行愈合而不需要临床干预，不过当多根肋骨骨折时，由于有潜在的可能性会损伤到肋骨内侧的肺组织，因此往往需要治疗。胸骨很少发生骨折，因为附着在胸骨上的肋骨使其具有很大的弹性而很难折断。

详查细究 | 当儿童开始走路时，胸廓就会按成人的形状和比例形成，在此之前，胸廓看起来像是叉开的。女性的胸骨较短，胸廓上开口向前倾斜的角度比男性更大些，但胸廓的大小要比男性的稍小些，肺部的扩张能力也较小。

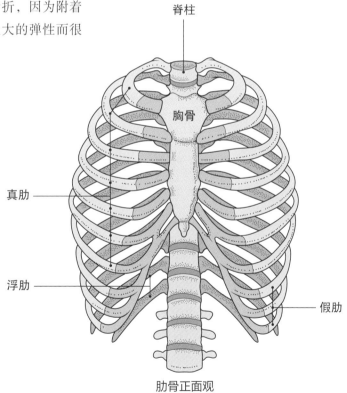

脊柱

胸骨

真肋

浮肋

假肋

肋骨正面观

乳房

大体解剖学 | 乳房（乳腺）是经过改良的汗腺，它们位于胸部较大块的肌肉（胸大肌）和肋骨之上，有生育史的女性会分泌乳汁。乳腺的发育受多种激素的调节。雌性激素使乳腺细胞生长，孕激素（孕酮，黄体酮）能使这些细胞分化为产乳细胞，泌乳刺激素和生长促乳素则诱导乳汁分泌。更年期（绝经期）后，当身体停止分泌这些激素时，乳房就会萎缩。女性的乳腺是由15～20个乳腺小叶组成的轮廓光滑的腺体组织，这些腺体组织深埋于脂肪内。各小叶被（结缔组织）分隔成更小的纤维隔间，通过皮肤下的韧带悬挂在胸壁上。乳汁的生成是在乳腺管中生长的蜂窝状小袋（腺泡）中进行的，然后通过导管从小叶排入乳头。在怀孕期间，这些腺泡会迅速增大、增多且分泌出脂肪乳滴，这些脂肪乳滴在乳头下方的乳汁池中聚集。乳头周围的乳晕处皮肤粗糙且伴有色素沉着（变暗），还含有大量汗腺和皮脂腺。在怀孕期间，乳晕会明显地变暗，这种色素沉着的变化可能会持续终生。对于男性来说，雄性激素在青春期时抑制了乳房的生长，所以他们的乳腺组织并没有发育，因此也就没有产生母乳的能力。

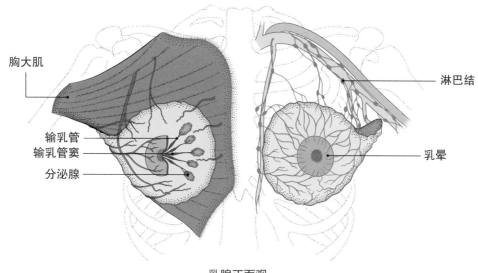

胸大肌

输乳管
输乳管窦
分泌腺

淋巴结

乳晕

乳腺正面观

临床解剖学 | 女性在哺乳期时，细菌可以通过乳头侵入乳房的深层组织，导致能引起剧烈疼痛的乳腺炎，这是乳房特有的感染性疾病。激素的内分泌调节出现问题会导致一种叫性早熟的疾病，即年幼的孩子看起来有成年人的乳腺组织。这种疾病在男孩和女孩中都有概率发生，可能是因下丘脑或脑下垂体的结构（中枢原因）受影响或性腺的结构（外周原因）受影响而引起的。对于年轻男性、老年男性或正在服用影响男性激素药物的人来说，激素的不平衡会导致一侧或两侧乳房增大（男性乳房女性化发育征）。

详查细究 | 乳房是很常见的出现发育异常的部位。在极少数情况下，乳房可能完全缺失（无乳房），或者一侧乳房非常小（通常左侧乳房较大）或两侧乳房都很小。偶尔会有额外的乳头（多余乳头）或额外的乳房沿着垂直的"乳"线出现，与其他哺乳动物的乳腺并无不同。

下呼吸道

大体解剖学 | 下呼吸道像一棵倒置的树，树干很大，有许多大大小小的分支。氧气通过上呼吸道经气管、两个主支气管进入肺部。气管起于颈部喉和环状软骨的下方，沿颈部中线垂直向下延伸，而且从外面可以触摸到。气管是一个活动度很高的结构，覆盖着黏膜，其位置和长度在呼吸过程中会发生变化。一般人的气管约10cm长，由16～18个C形不完整的软骨环组成，这些软骨环保持气管开放，使空气可以畅通无阻地通过。软骨环的背面是一层扁平的纤维壁，当食物从后面的食管中通过时，此纤维壁向气管内突起。气管在胸部的上半部分分成两根主支气管，一根水平进入左肺（心脏在其下方），另一根几乎垂直地进入右肺。空气沿着不断变窄的气道（许多变狭窄的支气管和细支气管）进入充满空气的小囊袋（肺泡），在那里血液和空气进行气体交换，氧气被人体吸收的同时二氧化碳被排出。

临床解剖学 | 起自心脏的主动脉呈弓形在左主支气管上方绕行。若主动脉的管壁变弱、变膨大（动脉瘤）除有破裂的危险之外，还会随着呼吸运动而规律地拉扯气管和支气管。在胸骨上方的小凹陷处有时可见气管拉扯，这是潜在疾病的罕见迹象。右主支气管较左侧更短、更宽且更垂直，是儿童将异物吸入肺部的常见通路。如果上呼吸道阻塞，可以通过颈部中线处的气管精确地获得进入肺部的通路（气管切开术），同时还可以避开颈部的主要血管。

详查细究 | 成人肺内近5亿个微小的薄壁球囊状的肺泡表面覆盖了一层约占143m³的具有洗涤剂特性的薄膜，即表面活性剂。表面活性剂能将表面张力降到最低，可防止肺泡塌陷，使通气更有效。给早产儿注射人工表面活性剂能够帮助他们呼吸。

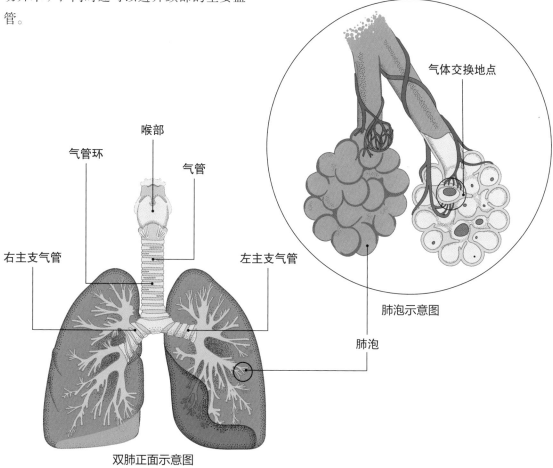

喉部

气管环

气管

右主支气管

左主支气管

气体交换地点

肺泡示意图

肺泡

双肺正面示意图

肺和胸膜

大体解剖学 | 肺是呼吸的重要器官，将从空气中吸入的氧气与从体内排出的二氧化碳进行交换，把氧气转移到血细胞中，而二氧化碳随着每次的呼气被排出体外。右肺被两个深深的裂隙（水平裂和斜裂）分为上、中、下三叶，而左肺被斜裂分为上、下两叶。在双侧锁骨后面的凹陷处可以感受到突出于第一根肋骨之上的一个狭小锥形的顶端。每侧肺实际上都自由漂浮于胸腔内的一个独立空间中，表面被一层薄薄的膜（脏层胸膜）所覆盖，与被保鲜膜包裹不一样的是，这层膜可以完全沿着裂隙深入并紧紧地贴附在肺的表面，它还会自行反折，形成一层外膜（壁层胸膜），完整地覆盖于胸壁的内表面。两层胸膜之间的腔内只含有几毫升的液体，这些少量的液体是为了润滑胸膜，并使胸膜腔处于真空般的负压状态。两层膜就像被几滴水隔开的两片玻璃一样可以相对滑动，但不能拉开。

临床解剖学 ┃ 凡是能对肺的覆盖物——胸膜或此覆盖物之间的空隙，即胸膜腔产生影响的疾病都会引起呼吸困难或呼吸疼痛。胸膜炎就是一种引起疼痛并累及广泛的炎症。肋骨骨折或手术导致的胸膜破损可能会导致壁层胸膜和脏层胸膜间的空气聚集（气胸）、淋巴液聚集（乳糜胸）、血液聚集（血胸）或液体聚集（胸腔积液）。胸膜间（通常是原本紧密接触的）间隙增加，可将深部的肺组织推挤到一边而影响呼吸。通过胸壁向胸膜腔内放置胸腔引流管可以清除聚集物，缓解肺部压力，使肺组织充分恢复扩张。

详查细究 ┃ 新取出的健康的肺组织可以漂浮在水面上，呈海绵状，处理时因肺泡内有空气而发出噼啪声，但病变严重的肺组织则会下沉。成年人的肺是灰色并伴有污点的，随着年龄的增长，空气中的含碳沉积物会使肺组织进一步变黑。男性（比女性多）、吸烟者和生活在工业区的人肺组织颜色较深，而新生儿的肺是粉红色的。

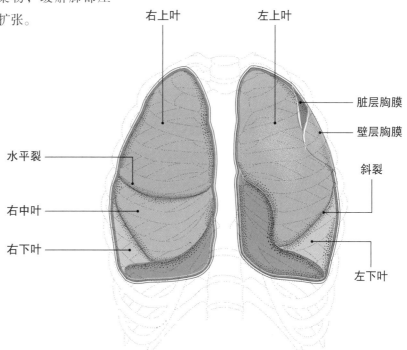

右上叶　左上叶

脏层胸膜

壁层胸膜

水平裂

斜裂

右中叶

右下叶

左下叶

双侧胸膜及叶裂正面观示意图

呼吸肌

大体解剖学｜大多数的呼吸运动都是在未经思考且毫不费力的情况下下意识进行的。每吸一口气，胸廓就会向上、向外轻微地扩张，横膈膜就会变得平坦一些（安静吸气）。随后，被升高的肋骨会回缩到原来的位置，横膈膜也会随着呼气而被动地放松（安静呼气）。这种呼吸方式可以被自主控制呼吸运动（强制吸气或呼气）所取代。横膈膜（膈肌）呈伞状，是呼吸运动的主要肌肉且不易疲劳，它将胸腔和腹腔分隔开，而两腔之间仅存的通路是与横膈膜相关的三个裂孔，分别有食管、下腔静脉和主动脉穿行。横膈膜的中心是一条扁平的肌腱，边缘是肌肉。因胸腔内的心包囊牢牢地附着在横膈膜上，所以心脏会随着呼吸运动而上下移动。在肋骨与肋骨之间（肋间隙）有三层肌肉彼此间向着相反的方向交错排列，维持着胸壁的形状，同时随着呼吸运动而收缩或舒张肋骨。还有一部分颈部、背部、胸部和腹部的其他肌肉也有助于呼吸运动，特别是在需要大量的氧气而进行强制吸气或呼气时。

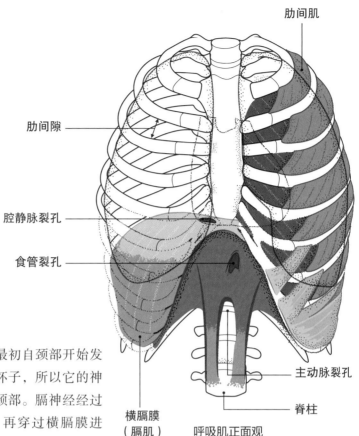

肋间肌

肋间隙

腔静脉裂孔

食管裂孔

主动脉裂孔

脊柱

横膈膜
（膈肌）

呼吸肌正面观

临床解剖学 ｜横膈膜最初自颈部开始发育，形似一个倒置的小杯子，所以它的神经（膈神经）也起源于颈部。膈神经经过漫长的行程穿过胸腔，再穿过横膈膜进入腹腔后才到达目的地，从横膈膜的下方（而不是像预计的那样从顶部）对其进行支配。而其他起源于颈部的神经则支配肩部周围的区域。任何对腹部膈神经末梢的刺激（大出血）或沿膈神经走行区的刺激（肿瘤）都会被认为是发生在肩部的刺激，因为大脑会被聚集在脊髓同一水平的各个信息所干扰。

详查细究 ｜呃逆（打嗝）是横膈膜不自主地痉挛样收缩。当痉挛发生时，由于声带之间的间隙紧紧闭合，以及呼吸运动突然被中断，因此会产生特有的突兀声。呃逆通常只持续几分钟，但有些呃逆的病例却会持续多年。一种针对最严重的顽固性呃逆的治疗方法是故意损伤与横膈膜有关的膈神经或迷走神经。

纵隔

大体解剖学 | 纵隔是处于胸腔内的空间，夹在两侧包裹肺脏的胸膜腔之间。重要的是，它包含了心脏及心脏外部的囊袋状覆盖物（心包）、进出心脏的大血管以及食管全程的绝大部分。为了方便对各个结构进行定位，在胸骨角（手指沿着胸骨向下滑动，可以触摸到胸骨的上两部分形成的一个关节，此关节即为胸骨角）水平画一条穿过纵隔的假想线。在这条假想线之上的区域为上纵隔，进出心脏的大血管就处于此区域内。在这条假想线之下的区域即为下纵隔。此外，依靠心包囊的边界再进一步细分出三个区域。心包囊之前（前纵隔）的内容物很少，只有脂肪、淋巴管和残留下来的柔软的双叶胸腺。心包囊内含心脏及其血液供应（中纵隔）。降主动脉、食管（及其支配神经）、奇静脉和输送淋巴的胸导管都安全地藏在心包囊后面，即后纵隔内。

临床解剖学 | 口腔和颈部的感染可以通过各个间隙之间存在的解剖通道进入纵隔。靠近咽部的一个潜在间隙（它不是一个真正的空间间隙，但如果有东西进入其内，就会形成一个间隙）最有可能在牙齿脓肿或咽喉部感染时被侵犯而感染到，比如扁桃体周围黏膜后面的感染（扁桃体周围脓肿）。脓液会从这里流到咽部后面的另一个潜在空间内，然后继续向下流到气管包膜周围的潜在空间。这是一条能够直接进入上纵隔，甚至是下纵隔的途径，心脏和大血管都位于此。这些复杂的感染有危及生命的可能，因为它们可以通过血液扩散到全身，或者因大量脓液的聚集而堵塞呼吸道。

详查细究 | 古代解剖学家盖伦将纵隔内无导管的淋巴腺命名为"胸腺（thymus）"，因为它看起来像植物百里香（thyme）花蕾上的疣状突起。该腺体在青春期前后体积达到最大，之后开始萎缩、变小，甚至不再起作用，但会一直持续存在至老年。胸腺对机体免疫防御的贡献在早期还是至关重要的。

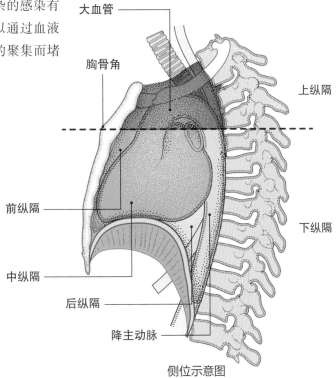

大血管

胸骨角

上纵隔

前纵隔

中纵隔

后纵隔

下纵隔

降主动脉

侧位示意图

心包囊

大体解剖学 | 拥有发达肌肉的心脏及出入心脏的动脉、静脉的根部悬浮在一个圆锥形的三层膜囊（心包囊）中。此囊为这个始终在跳动的器官提供了保护和内部无摩擦的表面。囊的外保护层厚而坚韧（纤维性心包），并与下面膈肌的肌腱部分融合，在呼吸运动过程中同步运动，内部的两层是光滑的、之间有液体滤出的包膜（类似于肺脏周围的包膜）。其中，最里面的一层膜（心包脏层，亦称心外膜）覆盖着心脏且无法与心脏分开，深入每一个裂隙内。如同肺脏的包膜一样，这层膜也会自行向后反折，形成心包壁层紧贴于坚韧的纤维性心包的内面。最里面的这两层膜不断地相互接触并相互滑动，之间只有几毫升的液体将这两层心包分开（被分开的空间称为心包腔）。与包裹肺脏的各层胸膜不同的是，心包囊坚韧的纤维层在顶部与心脏上方的大血管融合，使其成为一个封闭的囊。它还通过韧带固定在胸骨和前面的几根肋骨上。

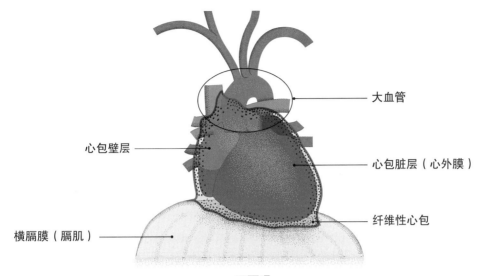

大血管

心包壁层

心包脏层（心外膜）

纤维性心包

横膈膜（膈肌）

正面观

临床解剖学 ┃ 当液体（因癌症或交通事故后的出血）积聚在心脏周围两层内膜之间的心包腔时，此液体无法被排出，将会导致心脏受压（心包填塞），使心室无法继续推动血液在体内流动。这是一种可危及生命的紧急医疗状况，为此需要将一根长针穿过横膈膜和心包囊，置入心包腔内以排出液体，使心脏恢复正常跳动。在紧急情况下，100mL的液体所引起的心包填塞足以致命。

详查细究 ┃ 越大的动物，其心脏跳动就越慢。金丝雀的平均心率为1000次/min。大象的心脏每分钟跳动25次。人类的心率在青春期之前，会随着体型的增大而逐渐降低。婴儿的心率是130次/min。在静息状态下，成年人的心率是70次/min，这个数值可以在短时间内显著上升。

心脏

大体解剖学 | 心肌的主要功能是确保身体的每个组织都能得到稳定而充足的富氧血液的供应。心脏是由两个独立的泵组成的单器官，通过两个不同的回路同时推动血液流动。一个回路将血液泵入肺脏，另一个回路将血液泵入身体的各个组织内。血液由上腔（心房）接收，并通过下腔（心室）排出心脏。血液是单向流动的，有四个瓣膜（主动脉瓣、肺动脉瓣、三尖瓣和二尖瓣）在关键部位防止血液倒流，这些瓣膜依次规律地关闭，通过听诊器可以听到的特有的"Lub－dub"声。一个人心脏的大小与他自己紧握的拳头的大小差不多。心脏的主体是一层又一层坚韧的肌肉壁（心肌），外面覆盖着一层薄薄的组织（心包），而心脏的里面内衬着另一层组织（心内膜）。有一堵厚厚的"墙"把心脏分为左心和右心，右心为低压区，心肌壁很薄，左心为高压区，其心肌壁要厚得多，可以推动血液在全身高速流动。

临床解剖学 Ι 胎儿通过胎盘从母亲那里获得含氧的血液，所以并不需要将血液泵入肺部进行氧合作用。取而代之的是，胎儿心脏中存在着两个分流点。这两个分流点（心房间和大血管间）会于出生后闭合，在成人心脏内留下它们曾经存在的痕迹。然而，有时候这两处分流点的其中之一会保持开放。如果心房之间的开口仍然开放，来自右心房的乏氧血液就会与来自左心房的富氧血液相互混合。虽然"心内的缺损"通常没有症状，但它们确实会增加中风和心脏病发作的风险。

详查细究 Ι 四个心脏瓣膜中的两个通过腱索（心弦）固定在心室壁上。腱索是一种索状肌腱或纤维弦，当心室收缩时，它能防止这些瓣膜被挤入心房。腱索就像乐器上的琴弦一样，常说的"当有人拨动我们的心弦时，内心最深处的情感就会被激发出来"，可以看作是一种比喻的说法。

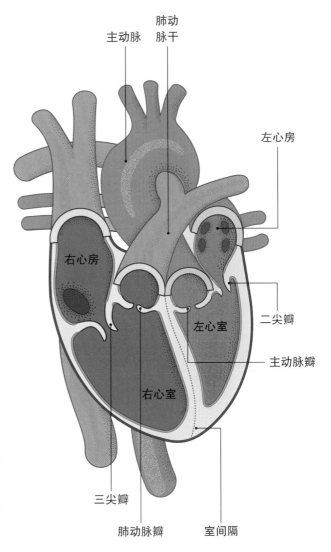

主动脉　肺动脉干　左心房　右心房　二尖瓣　主动脉瓣　左心室　右心室　三尖瓣　肺动脉瓣　室间隔

心脏四腔室及大血管示意图

冠状动脉循环

大体解剖学 | 首先，心脏必须随时满足自身的氧气需求。即使是自身循环中的小问题，也会产生毁灭性的影响，降低其泵血效率。心脏自身的血液供应来自左、右冠状动脉，这两条动脉都是在血液被输送到身体其他部位之前从主动脉窦壁上发出的分支。这些动脉都供应心室和心室之间的分隔。右冠状动脉还供应右心房以及心脏的起搏点（窦房结，可以产生控制心率脉冲的部位），约有1/3的人，窦房结的血液供应可能来自左冠状动脉。左冠状动脉是两条冠状动脉中较粗大的一条，它很短，然后便被分成了两条大的分支。一条分支是在两个心室之间的沟槽中向前走行、最重要（也是最常见被阻塞）的动脉——前室间动脉（亦称前降支）。第二条分支沿着类似的沟槽向心脏的后部走行。两条冠状动脉环绕心脏，并在心脏后部终止，它们的血液供应有部分重叠，以确保心肌的所有区域得到充分的血供。

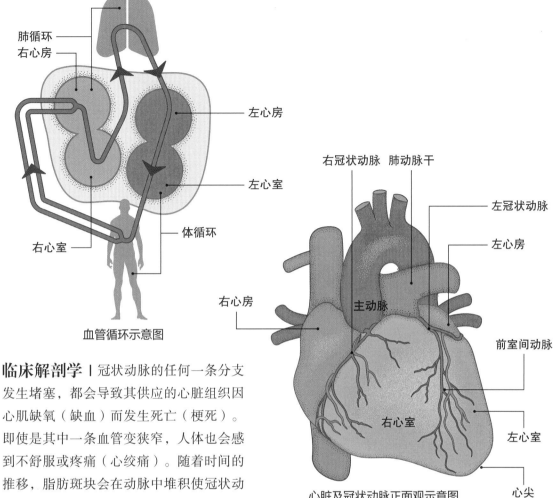

肺循环

右心房

左心房

左心室

右心室

体循环

血管循环示意图

右冠状动脉　肺动脉干

左冠状动脉

左心房

右心房

主动脉

前室间动脉

右心室

左心室

心尖

心脏及冠状动脉正面观示意图

临床解剖学 ┃ 冠状动脉的任何一条分支发生堵塞，都会导致其供应的心脏组织因心肌缺氧（缺血）而发生死亡（梗死）。即使是其中一条血管变狭窄，人体也会感到不舒服或疼痛（心绞痛）。随着时间的推移，脂肪斑块会在动脉中堆积使冠状动脉的血管变窄。当斑块大到足以减缓甚至完全堵塞动脉时，就会引起部分心肌死亡，导致心脏病发作（心肌梗死）。除非迅速疏通，否则可能会出现心室不协调或不受控制地收缩以及心力衰竭，这两种情况都可能危及生命。

详查细究 ┃ "*Corona*"是拉丁语皇冠的意思，这里被用来描述人体解剖结构的形态。"冠状（coronary）"一词在解剖学上的使用始于17世纪，"像皇冠一样围绕心脏"的结构（即动脉）在那时首次被提到。"冠状动脉（coronary artery）"一词是在18世纪被创造出来并一直沿用至今的。

主动脉

大体解剖学 | 主动脉是人体最大的动脉，如同花园水管一样，形状像拐杖糖。它通过丰富的分支血管网络将富含氧气的血液从心脏直接输送到身体的每一个结构、组织器官和细胞。主动脉始于左心室的基底部，血液在高压下通过由三个瓣膜组成（主动脉瓣）的出口喷射出来，血液一旦被排出，瓣膜就会关闭以阻止血液回流。瓣膜壁上的两个小开口是心脏自身动脉供应的起始部，即冠状动脉开口。血液通过短小的升主动脉向上运动，随即向后弯曲（主动脉弓），最后沿着降主动脉走行至胸腔后方，隐藏于心脏背侧面。主动脉弓的三个大分支向上将血液运送至头部、颈部和上肢。降主动脉（胸主动脉）在胸腔内发出许多分支，并穿过横膈膜后方的开口（主动脉裂孔）进入腹腔（腹主动脉）。成束的动脉分支分布于腹部各个脏器，且通常具有双侧性和重复性。在骨盆上方水平，主动脉分为左、右两侧髂总动脉供应该区域以下的所有器官。

临床解剖学 | 主动脉的管壁由三层肌肉组成。因年龄增长、高血压未经治疗或一些罕见的疾病等原因，沿着主动脉走行的任何地方都有可能发生管腔异常增宽（动脉瘤）的改变。三层管壁中的最内层因薄弱有被撕裂的可能，血液通过撕裂口进入中间层从而形成一个含血的假腔。随着更多的血液被分流到假腔中，这个死胡同（假腔）就变得越来越大，动脉壁进一步被削弱。分离的管壁（主动脉夹层）可以扩散并累及更靠近心脏或心包囊的结构。所有这些情况都需要紧急手术干预，因为一旦发生管壁撕裂就可能危及生命。

详查细究 | 左侧迷走神经在穿过胸腔到达腹腔的行程中发出一个分支，于主动脉弓下方环绕后向上走行分布至喉。这是人类与其他几种脊椎动物共有的解剖学特征。长颈鹿的这根神经长达5m，而在人类中，这根神经不到10cm。

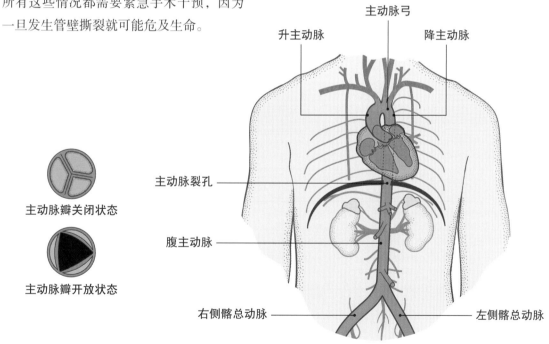

主动脉瓣关闭状态

主动脉瓣开放状态

主动脉弓

升主动脉

降主动脉

主动脉裂孔

腹主动脉

右侧髂总动脉

左侧髂总动脉

主动脉正面观示意图

腔静脉

大体解剖学 | 乏氧的血液通过右心房上方和下方的两条大静脉回流到心脏右侧，之后右心房再将这些内容物排出。上腔静脉（SVC）接受来自身体上半部分且处于横膈膜上方的各组织结构的血液，由两条（自头、臂来的）大静脉在胸腔上半部的中线处汇集而成。SVC的平均长度为7cm。由于都是低压血管，所以SVC内并没有瓣膜防止血液倒流，血液被动地流入心脏的右心房，再循环到肺部进行补氧。横膈膜以下各组织结构的血液将汇入下腔静脉（IVC），它是由两条收集下肢和骨盆的主要静脉（髂静脉）在腹后壁汇合而成的。IVC的大部分位于腹腔内，胸腔段不仅短，而且还有部分被心脏周围的心包囊所包裹。IVC穿过横膈膜右侧的裂孔（腔静脉裂孔）向上走行抵达胸腔。

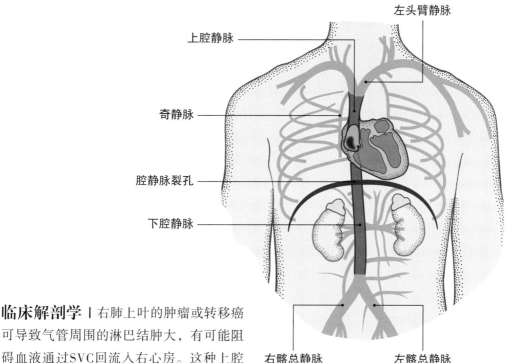

左头臂静脉

上腔静脉

奇静脉

腔静脉裂孔

下腔静脉

右髂总静脉

左髂总静脉

腔静脉正面观示意图

临床解剖学 | 右肺上叶的肿瘤或转移癌可导致气管周围的淋巴结肿大，有可能阻碍血液通过SVC回流入右心房。这种上腔静脉阻塞的表现为头痛、面部和颈部血管充血以及面部肿胀。此种情况需要紧急治疗以缓解症状，通常是在SVC内放置支架以保持其开放，或采取放射治疗以缩小肿块。如果是IVC回流受阻，可采用替代性的（相当复杂的）血液循环方式，以确保腹部低氧血液返回心脏。

详查细究 | 大多数解剖结构都是对称的，所以当不对称的单个静脉在很久以前被解剖学家发现时，他们将其命名为"奇静脉（Azygos vein）"，这个词来源于希腊语"*azygos*"，意思是"未配对的"。奇静脉走行于脊柱右前方，汇集了胸部后壁的大部分静脉，最终注入上腔静脉。

食管

大体解剖学 | 食管（食道）是一个25cm长且相当直的肌肉管道，将液体和咀嚼过的食物从咽部推入胃部。放松时食管是扁平的。在颈部，扁平的食管位于气管的正后方，有大量食物通过的地方会被撑起。在胸腔中位于心包囊的后面，脊柱骨性突起的前面。含淋巴的胸导管和奇静脉在食管后面，两侧有迷走神经沿食管的走行分布。从解剖学上讲，食管由四组不同的肌肉组成，其中一部分由环状和纵向的肌肉构成，用于推动食物下行。食管周围分布着丰富的血液供应和广泛的静脉网，对消化道的所有部分都至关重要。食管两端都有守门员（括约肌）使其保持密封，防止内容物倒流。下括约肌在解剖学上并不是真正的括约肌（一种能收缩的圆形肌肉，可以做出类似于勒的行为）。当食管进入腹腔时，横膈膜的纤维在食管裂孔处缠绕着食管且随着吸气而收缩并压迫食管，以此来阻止酸性的胃内容物倒流。当然，此处的横膈膜纤维也可以被放松，以方便打嗝和呕吐。

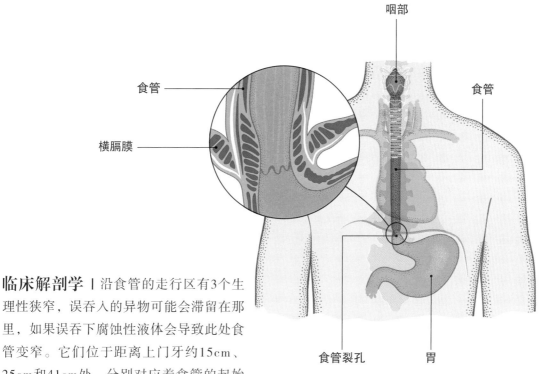

食管

横膈膜

咽部

食管

食管裂孔　　　　胃

食管正面观示意图

临床解剖学 | 沿食管的走行区有3个生理性狭窄，误吞入的异物可能会滞留在那里，如果误吞下腐蚀性液体会导致此处食管变窄。它们位于距离上门牙约15cm、25cm和41cm处，分别对应着食管的起始部、左主支气管与食管交叉部以及食管通过横膈膜裂孔进入腹腔处。若肝脏出现某些问题则血液可能会通过食管周围较小的、流动较少的静脉网重新回流入心脏，而这些静脉会变软、肿胀、隆起，还可能会大量出血。剧烈的呕吐可能会撕裂食管内膜。以上这两种情况都会导致呕血或因消化道陈旧性出血产生有味甜的、黑色的柏油样大便。

详查细究 | 咀嚼过的食物通过蠕动沿着消化道被运送，蠕动是指这些器官中的肌肉持续不自主的波浪式运动。在食管中，蠕动波会沿着整个管道移动，将内容物推入胃中。一个蠕动波从食管开始到达胃部大约需要9s。

胸导管

大体解剖学 | 来自下肢和腹部的淋巴液经胸导管回流到颈下部和胸廓上部的静脉循环中。胸导管长38~45cm，从腹腔内靠脊柱的汇聚区（乳糜池）开始，并在奇静脉和处于横膈膜后方的降主动脉之间向上走行，食管在其前方。胸导管在腹腔内的起始处直径不到6mm，且向上走行的管径进一步变小。约有一半人的胸导管在其将内容物汇入颈部两条大静脉（锁骨下静脉和颈内静脉）之间的夹角部之前会稍微变宽。胸导管走行轻度迂曲，管径粗细不均。因为在管腔内的液体需要逆着重力向上流动，所以在承受压力的地方有瓣膜存在。为了保证淋巴液顺利排入静脉循环而静脉血不会反流到胸导管，在淋巴液的出口处有一个具有两个尖头的瓣膜（双尖瓣膜）朝向静脉。人去世后由于瓣膜不再工作，这两种液体会自由混合。

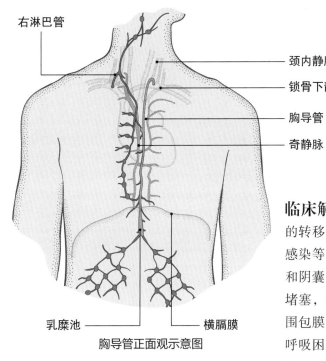

右淋巴管

颈内静脉

锁骨下静脉

胸导管

奇静脉

乳糜池

横膈膜

胸导管正面观示意图

详查细究 | 身体各组织中的淋巴液多数都是无色透明的，因为它是血浆（间质液）的一种形式。乳糜是来自小肠的一种特殊的乳白色物质，主要由小脂肪球和淋巴液组成。胸腺、角膜、骨髓、中枢神经系统和周围神经系统则没有淋巴分布。

临床解剖学 | 淋巴管内壁的瘢痕、癌症的转移或寄生性蛔虫（丝虫病或象皮病）感染等均可引起淋巴系统的阻塞，使下肢和阴囊变得肿胀、充血。如果导致主管道堵塞，乳白色的乳糜可渗漏到胸、腹部周围包膜的空间内，使疾病更加复杂，造成呼吸困难，甚至导致死亡。胸导管偶尔会因胸椎骨折而被撕裂，或者在食管手术中受损。这两种情况都会导致乳糜液充斥于肺周围的胸膜腔内（乳糜胸）。

"那些解剖或检查过许多尸体的人至少学会了怀疑；而那些对解剖学一无所知，也不花心思参与其中的人则毫无疑惑可言。"

——乔瓦尼·巴蒂斯塔·莫尔加尼

《疾病的位置与病因》（1761）

第3部分

腹、盆部解剖

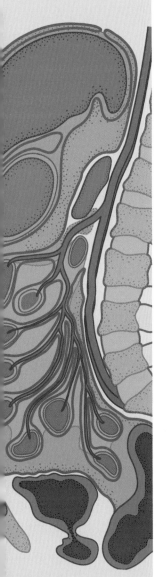

消化与排泄

消化系统和泌尿系统不断交流沟通，以维持吸收营养和排出废物之间的平衡。这两个系统都是通过神经内分泌系统的介入来调节的。心血管系统与肾脏和肠道功能也有多层次的联系，血容量由肾脏进行严格的调节，确保血压不会过高或过低。肾脏还与呼吸系统共同保证血液的浓度维持在一个严格的范围内（不能太过酸性，也不能太过碱性）。每一个系统都有其自身的作用：消化系统消化食物并为身体提供营养；泌尿系统清除身体不需要的毒素和液体。它们相互依赖，不断地相互作用使我们保持健康。一个系统出现问题会影响到另一个系统。例如，如果肾脏功能失常，来自消化系统的毒素就无法被排出，甚至在体内继续循环，从而导致毒素堆积，产生有害影响。

消化系统之旅

我们的消化道从口腔一直延伸到肛门，由一系列相互衔接的管道连通，这些管道在消化的过程中分别具有各自特殊的功能。通过这些管道，我们摄取食物并将其分解为分子，供我们身体内的组织和细胞使用，吸收我们所需的营养并清除废物。除了肠道之外，还有其他一些器官——胆囊、肝脏、唾液腺和胰腺也参与这个过程，它们都是消化系统的一部分。我们通过口腔摄取食物、牙齿研磨食物、舌头控制食物在嘴里的移动、来自三个主要唾液腺的唾液滋润这些被摄取的食物，所有这些都有助于使食物成为一个球（丸）状，沿着我们的喉咙（咽喉）进入食物的通道（食管）。遍布舌头表面的味蕾帮助我们迅速评估是应该享受食物还是吐出食物（如果味道表明食物可能对我们有害的话）。当舌头把食团从硬腭向上推，经过软腭进入咽部时，可接受的食团就被吞下，随后食物通过食管的收缩（蠕动波）向下移动进入胃部。

当食物到达胃内后，会经历一场"酸攻击"，以化学方式被分解。同时，食物也会被搅拌，然后被推入小肠的起点（十二指肠）。十二指肠通过一系列管道（胰腺管、胆管）与胰腺和肝脏相连，这些管道将输送胰腺酶和胆汁，专门用来溶解和消化碳水化合物、蛋白质、纤维和脂肪。小肠（十二指肠、空肠和回肠）盘绕在腹腔的中央，并有微小的突起（微绒毛）覆盖在其内壁上。微绒毛增加了小肠的表面积，提供了非常丰富的血液供应并与毛细血管相连。正是通过此界面（微绒毛），所有可被消化吸收的营养物质从小肠进入血液，再从血液进入肝脏中被进一步处理。虽然酒精（和某些类型的药物）会从胃部被部分吸收，但大部分的吸收还是发生在小肠内。体内任何肠道无法分解的东西（例如纤维）以及胆汁和数以百万计的细菌都会通过M形的大肠进入直肠储存，直到它们可以被排出体外。

血液转尿液之旅

肾脏会排出多余的水分和代谢的最终产物，这对维持体内物质的正常浓度以及组织液中水、电解质的平衡是至关重要的。小肠中带有水基团的营养物质会进入血液（循环系统），再从那里通过门静脉系统进入肝脏（所有消化系统的血液都会先进入肝脏中被处理），然后通过循环系统再进入泌尿系统（肾脏、输尿管、膀胱和尿道）。所有的血液都需要流经肾脏，肾脏位于腹腔后部稍高的位置。当血液通过肾脏内部复杂的网状结构时其中的废弃物（尤其是尿素）会被过滤掉。肾的基本功能单元是肾单位，每侧肾脏约由100万个肾单位组成。肾单位途经的多个部位会重新吸收人体所需的物质。废弃物和多余的液体会形成尿液，尿液将顺着输尿管流向膀胱，膀胱是一个可膨胀的、储存尿液的肌肉袋，当膀胱充满尿液时再通过尿道排出。

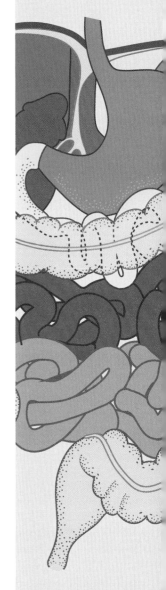

腹前外侧壁

大体解剖学 | 腹腔脏器所受到的来自外围的庇护是有限的，因为周围没有骨性结构保护它们免受来自前面和两侧面的伤害。它们能接受到的保护仅仅来自一层又一层的肌肉壁，肌肉壁的外部由皮肤和脂肪填充，内部则衬着一层薄膜，这些肌肉可以绷紧从而形成一堵相对坚硬的保护壁以抵御任何来自外部的冲击。三层肌肉——腹外斜肌、腹内斜肌和腹横肌分置于两旁，肌纤维反向走行且相互交错，为腹壁提供力量。它们的肌腱在走行至中线两侧垂直的肌肉之前就会变平且合并，这两块垂直的肌肉就是腹直肌或称"六块"健美肌。这些薄层的肌肉片组成了腹前外侧壁，使移动躯干、扭动脊柱以及侧向和前移成为可能。它们在呼气时被动地反冲，将胸腔向下拉。当坐着或站立时，这些肌肉有助于保持姿势并支持脊柱直立。绷紧腹壁肌肉可以使腹部变平，提高腹腔内的压力，进而帮助排空膀胱、排便、呕吐、咳嗽、唱歌、分娩、提重物以及迫使肺部排出空气。

临床解剖学 | 腹壁的肌肉是腹部和盆部外科手术的切入点，它的解剖结构对外科医生做手术时避免不必要的失血和提高术后疗效具有重要的意义。可以通过中线的垂直切口快速地进入术者腹腔，这是一条几乎不会流血的白线（腹白线，亦称亨特氏线），由腹壁肌肉的扁平肌腱（腱膜）在皮肤和脂肪下面汇合而成。为了正好与肚脐下方形成吻合，切口应该在平行于腹白线几英寸处，并远离腹直肌中段肌肉，以避免损伤其正下方走行的肌肉和大血管。

详查细究 | 有时会有小的、成对的、三角形的腹壁肌肉附着在腹直肌的下端，它们在大小、形状和数量上有所不同。当这些锥形的肌肉出现时会绷紧腹壁的中线，也就是它们所依附的腹白线。但目前人类尚不清楚这些锥形的肌肉有什么具体的功能和意义。

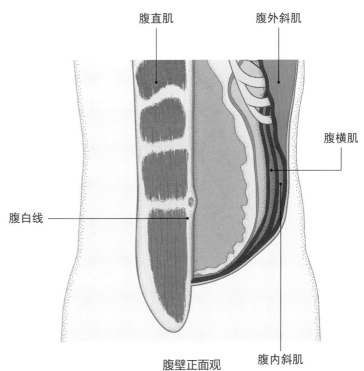

腹直肌　　　　　腹外斜肌

腹横肌

腹白线

腹壁正面观　　　腹内斜肌

腹股沟管

大体解剖学 | 躯干与大腿交界的过渡区域被称为腹股沟区。腹前外侧壁肌肉的下界在此区域，终止于一条韧带（腹股沟韧带），这条韧带是由腹前外侧壁其中一块宽而扁平的肌肉末端的肌腱折叠形成的。在腹股沟韧带的两侧有一条长约4cm的圆柱形通道（腹股沟管）穿过腹壁各层。腹股沟管的存在使得一些结构可在腹、盆腔内外之间连通和移动，这些结构通过腹股沟管内侧和外侧小缝隙状的开口（分别称为腹股沟深环、腹股沟浅环）进出该通道。为了保障腹壁的强度，这些开口前后的区域都经过了加固。在男性中，精索与许多其他结构进出阴囊（精子通过输精管从阴囊进入尿道的盆腔段）。在女性中，会有一条起源于子宫的韧带进入腹股沟管，最后止于外生殖器，维持着子宫朝向前方倾斜的状态。

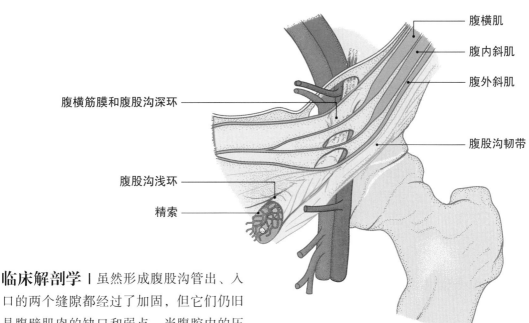

腹横肌

腹内斜肌

腹外斜肌

腹横筋膜和腹股沟深环

腹股沟韧带

腹股沟浅环

精索

正面观

临床解剖学 ▏虽然形成腹股沟管出、入口的两个缝隙都经过了加固，但它们仍旧是腹壁肌肉的缺口和弱点，当腹腔内的压力增高时腹壁会变得薄弱，其开口也会变大，腹腔内容物（肠管）就可能随之膨出（称为疝气）。直疝推挤内容物从腹股沟中线区浅环附近的薄弱处直接膨出，而斜疝则沿着腹股沟管从深环进入，从浅环膨出。通常情况下疝囊可以被还纳，但有时其内容物会被嵌顿，血液供应被阻断。

详查细究 ▏腹股沟（inguinal）一词源于拉丁语"inguen"，意为腹部和大腿之间的斜行凹陷。对古罗马人来说，"inguen"也意味着一个人的"私处"（性器官）。中古英语（1150—1500年间的英语）中"腹股沟（groin）"的意思是（在地面上的）深渊、洼地或凹陷。胯部（crotch）一词来自古法语的非正式用法，意思是干草叉子或牧羊人的曲柄杖（用来捕羊），意指身体分叉的区域。

腹腔和腹膜腔

大体解剖学 | 腹腔是体内最大的空腔，它容纳了肝脏、胰腺、肾脏、肾上腺、脾脏和大部分消化道。背部由椎柱、下段肋骨、骨盆和强健的背部肌肉支撑。横膈膜将腹腔与上方的胸腔分开。虽然腹腔和下面的盆腔之间没有明确的解剖学界限，但腹腔的内容物被一层薄薄的膜（腹膜）包裹着。腹膜衬贴于腹腔内侧面的大部分区域（壁腹膜，或称腹膜壁层），并向后反折以覆盖其内的每个器官（脏腹膜，或称腹膜脏层）。少量的液体润滑两层腹膜之间的真空状潜在空间（腹膜腔），该空间在腹腔内延展，同时也包裹着其内的结构。腹膜光滑的表面使紧密排列的各个器官间的摩擦力降到最低，还把器官固定在适当的位置，并将一些器官与其他器官连接起来。腹膜的两个褶皱还具有不同寻常的相关性：四层的大网膜像围裙一样悬挂于胃肠的前方；小肠的肠系膜将盘绕呈香肠状的小肠齐集在一起并附着于腹后部。血管、淋巴管和神经都在这些褶皱内走行。

临床解剖学 | 腹膜腔的炎症通常是由于肠壁或阑尾破裂导致细菌进入这个无菌的潜在空间——人体的肠道内充满了细菌——由此引起了腹膜腔广泛的炎症（腹膜炎）。腹膜炎是外科急症，需要立即用抗生素治疗，必要时还需修复破损处。腹膜皱襞连接着血管，如果在手术过程中出现肝脏出血，可以使用肝门阻断法止血，即在找到小网膜（在胃和肝脏之间）皱襞边缘的血管后，紧紧按压该处皱襞一段时间就可以阻断出血的源头。

详查细究 | 大网膜像一条肥厚的围裙般垂下并覆盖在内脏的前面，被称为"腹部警察"，具有很高活动度的大网膜可以移动并包裹住受损或受感染的部位，达到遏制感染并阻止传播的作用。大网膜还提供了一个储存脂肪的绝佳场所。男性特别容易在这里储存脂肪（被称为内脏脂肪），"啤酒肚"就是最好的例证。

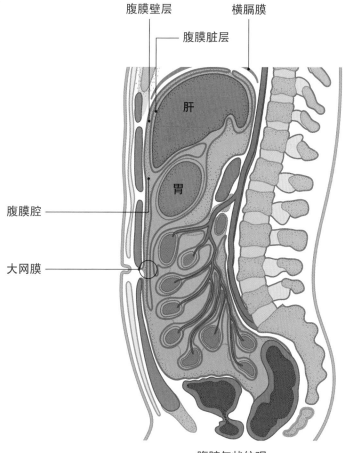

腹膜壁层　　　　横膈膜

腹膜脏层

肝

胃

腹膜腔

大网膜

腹腔矢状位观

胃

大体解剖学 | 胃是一个略呈 J 形的可膨胀的肌肉袋，位于腹腔左上方的前部，在食管和小肠之间，接受来自食管的食物。消化的过程从胃部开始，食物与胃壁细胞分泌的强酸（盐酸）混合物相混，被胃壁的三层肌肉搅拌后推送入小肠。胃的入口（食管下括约肌）和出口（幽门括约肌）都有括约肌保护，允许食物以设定的时间间隔通过并防止回流。在食物通过幽门进入十二指肠（小肠的起点）之前，接近出口的细胞会产生一种碱性较强的分泌物，在一定程度上中和这些内容物。胃的内壁被折叠出许多褶皱（黏膜皱襞）。当食物填满胃腔时，这些褶皱会被撑平，胃腔就会随之扩大。胃的大小、形状和位置变化很大，往往取决于它是中空的还是饱满的状态。体态高瘦的人，胃腔往往是拉长的，但在矮壮的人中，胃腔可能会横卧于上腹部较高的地方。

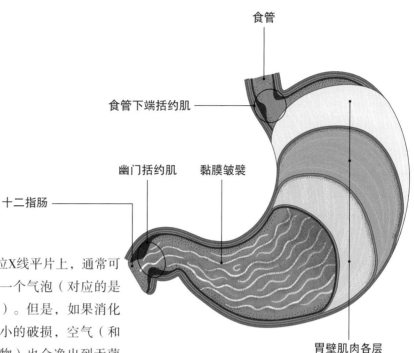

食管

食管下端括约肌

幽门括约肌　　黏膜皱襞

十二指肠

胃壁肌肉各层

胃正面观示意图

临床解剖学 | 在立位X线平片上，通常可于左侧横膈膜下看到一个气泡（对应的是胃腔内最高点的气体）。但是，如果消化道发生了即便是很微小的破损，空气（和含有细菌的胃肠内容物）也会逸出到无菌的、真空状的腹膜腔内。此时在X线平片上可见一条小细线（横膈膜下的气体），这种情况就需要进行紧急手术治疗。胃溃疡有时可穿透整个胃壁，如果发生在后壁，极少数情况下会破坏胃后面（脾脏）的大动脉，导致灾难性的内出血。

详查细究 | 幽门（pylorus）是一条增厚的圆形肌肉带，就像胃和小肠之间的守护者。希腊语的意思是"带子"或"任何能紧密结合的东西"，最早由古代解剖学家盖伦应用于解剖学。人体有60多个括约肌散布在身体各处，有些微乎其微，只有在显微镜下才能看得到。

小肠和大肠

大体解剖学 | 小肠（十二指肠、空肠和回肠）长约7m，是消化道中最长（不是最宽）的部分，如同香肠般盘绕在一起，由腹膜固定，并通过腹膜拥有一个广泛的血管网。波浪式的收缩（蠕动）波贯穿着整个消化道，驱赶被消化的部分食物从胃部通过幽门括约肌进入马蹄形的十二指肠，胰液、胆汁和碳酸氢钠也会在此处被添加到混合物中。它们能分解蛋白质、脂肪和碳水化合物，并进一步中和内容物中的酸性。消化后的大部分内容物通过小肠内壁进入血液，小肠内壁覆盖着微小的手指形绒毛状突起，增加了其表面积。这些微绒毛含有微小的血管（毛细血管），允许营养物质进入血液。不能被消化的食物进入大肠后被去除水分，使内容物硬化并形成粪便。蠕动波推动粪便通过约1.5m长的大肠（盲肠、升结肠、横结肠、降结肠、乙状结肠）抵达直肠，从那里通过肛门将粪便排出。直肠和肛门均有括约肌，可以控制粪便的通过。

临床解剖学 ┃ 盲肠是大肠的囊袋状起点，小肠的内容物会排入其中。盲肠上悬挂着一根长8~10cm的蠕虫形空心管状结构，往往位于盲肠的后边，这就是家喻户晓的阑尾。人们对阑尾的功能仍有很大的争议，它通向盲肠的开口部，狭窄且容易被堵塞（通常是由硬化的粪便造成的），致使阑尾所分泌的黏液不能被排出，引起该器官肿胀、膨大。当阑尾血液供应受损后会进一步导致该组织死亡（坏死）。由于阑尾内充满了大量繁殖的细菌，阑尾坏死破裂后会导致这些细菌进入无菌的腹膜腔，引起严重的感染（腹膜炎）。

详查细究 ┃ 进食或饮水15min至1h，因胃和小肠的扩张导致电活动增加，触发了一种被称为胃结肠反射的生理反应。由此产生的波浪式收缩拥有巨大的推动性，推动胃肠道内的食物迅速前进以腾出空间，以至引起一种强烈的排便欲望。

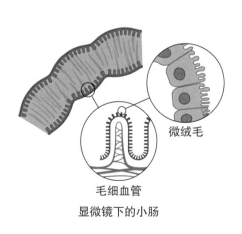

微绒毛

毛细血管

显微镜下的小肠

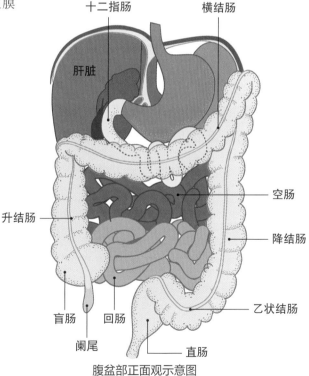

十二指肠

横结肠

肝脏

升结肠

空肠

降结肠

乙状结肠

盲肠

回肠

阑尾

直肠

腹盆部正面观示意图

腹、盆部解剖　**101**

肝脏、胆囊和胰腺

大体解剖学 | 肝脏是人体内最大的内脏器官，履行着许多重要的功能。一条大的静脉（门静脉）将营养丰富的血液从小肠输送到肝脏进行处理。特化肝细胞（肝细胞）约占肝脏组织的60％，将大部分营养物质转化为身体可以使用的形式。肝脏可以转换和储存糖分，调节血糖水平，分解脂肪，产生胆固醇并在服用药物和酒精后为身体解毒。重要的是，肝脏还产生凝血因子，阻止受伤后的人体大量出血。有一种黄绿色的弱酸性液体（胆汁）可以分解食物中的脂肪，也是由肝脏产生的，但在肝脏下方的胆囊中储存和浓缩（去除水分）。肝脏每天大约能制造1L的胆汁。进食油腻的食物后，胆囊收缩并将胆汁挤入十二指肠以分解油脂。状若梨形且质量不大的胰腺（约80g），在胃的后面紧贴于十二指肠的C形环处，是一个向十二指肠分泌消化液的腺体，主要分解碳水化合物、蛋白质和脂肪，并中和胃酸。胰腺还直接向血液中分泌血糖调节剂、胰岛素和胰高血糖素。

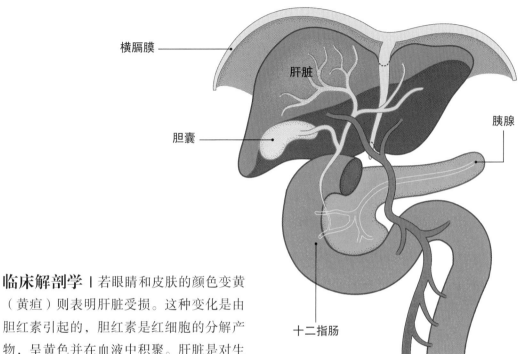

横膈膜

肝脏

胆囊

胰腺

十二指肠

肝胆胰正面观示意图

临床解剖学 | 若眼睛和皮肤的颜色变黄（黄疸）则表明肝脏受损。这种变化是由胆红素引起的，胆红素是红细胞的分解产物，呈黄色并在血液中积聚。肝脏是对生命至关重要且必不可少的器官。然而，如果部分肝脏被切除，肝组织可以在数周内再生。胰腺中，若胰腺细胞分泌胰岛素的过程被干扰，血液循环中糖的浓度会升高，进而损害血管。糖不能被肝脏吸收和储存，如果没有胰岛素的替代物，患者会感觉口渴难耐，因为糖会导致大量的液体以尿的形式从体内排出，同时还会导致脂肪和组织的分解，这就是糖尿病。

详查细究 | 古印度外科医生苏胥鲁塔（公元前5世纪）观察到蚂蚁会聚集在糖尿病患者令人恶心的有甜蜜气味的尿液周围。直到17世纪，牛津大学的一位医生、神经解剖学家托马斯·威利斯才首次创造了"糖尿病（diabetes mellitus）"一词。该词来自希腊语中的"虹吸管"（弯曲的管子）——为了透过或穿过去，在拉丁语中该词的意思是"蜜糖"。

脾脏

大体解剖学 | 柔软的脾脏呈紫红色的拳头状，位于腹腔的左上角，夹在横膈膜和胃之间，周围受到肋骨的良好保护，并被包裹在一个厚厚的包膜中。成年人的脾脏平均重量约为150g，并有充足的血液供应，实质上是由两种具有不同功能的组织混合而成的。红髓是血液的过滤器，能筛选出细菌、病毒和其他残渣，还专门吞噬衰老的红细胞。红细胞的寿命约为120天，之后脾脏会将其分解，分解产物被运送到其他地方进行回收或清除。白髓类似于一个巨大的淋巴结并产生淋巴细胞，是白细胞的一种，在遇到外来物质（抗原）时启动免疫反应并帮助抵御感染。当血液流经脾脏时，白细胞会清除外来入侵者，使血液中没有感染性物质。在胎儿发育阶段，脾脏会生产红细胞和白细胞，但在出生前就失去了这种能力，之后骨髓就会接管这项任务。

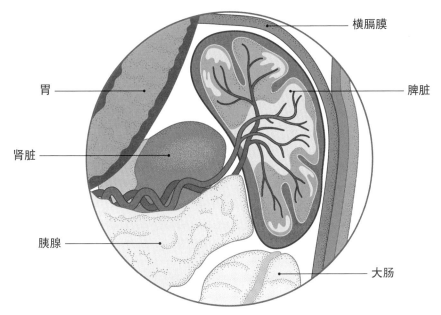

胃

肾脏

胰腺

横膈膜

脾脏

大肠

脾脏正位剖面图

临床解剖学 | 尽管脾脏受到了很好的保护，但在意外情况下，它的包膜或血管仍然可能被损坏或撕裂，随后就会出现大量的失血。虽然没有脾脏人也可以存活，但尽可能多地保留脾脏是最安全的。部分切除的脾脏可以再生而没有任何明显的功能损失。即使脾脏被完全切除，仍有可能过上相当正常的生活，但当身体遇到某些有包膜的细菌时就会出现问题，随之而来的是严重的血液感染（脓毒症）。为了防止这种情况的发生，那些被切除脾脏的患者需要在他们的余生中使用低剂量的抗生素。

详查细究 | 脾脏的形状从半球形的四面体到略微弯曲的楔形不等，由胎儿发育过程中压在其上的结构决定。脾脏的大小和重量由年龄决定，部分取决于脾内的血量。奇怪的是，当脾脏增大时（例如感染或肝脏疾病），它会在腹内沿着对角线方向斜行生长并越过脐部，还可以在左下腹触摸到脾脏下缘。

腹后壁

大体解剖学 | 腹后壁不易被界定，是腹腔后部没有被腹前外侧壁覆盖的区域。在它的后面更靠近表面皮肤的则是由筋膜、脂肪和皮肤覆盖的背部肌肉。形成这个后壁的部分肌肉还在腹腔内纵向走行，因此可以带动下肢运动或脊柱弯曲。骨性骨盆和脊柱为覆在肌肉内侧的众多器官提供保护。肾脏、肾上腺、胰腺、十二指肠、大肠、输尿管、神经以及主动脉和下腔静脉都居于此狭小的空间内，以上这些组织器官统统位于包裹着其他腹部器官的双层囊膜（腹膜）的后面，这便是腹膜后间隙（retroperitoneal space，"retro"原指复古的、怀旧的，在这里意味着 "后面"）。这些器官被夹在前面的腹膜和背部的肌肉之间，依靠这些结构周围筋膜自然形成的分隔，腹膜后间隙可进一步划分为靠近肾脏和输尿管的几个空间。由于腹膜后间隙结构非常紧凑且内部几乎没有可流通的空间，少量的脓液、血液和液体可以被包裹在其中，不会因向远处扩散而造成广泛的损害。

临床解剖学 ▎ 腰大肌（可使臀部弯曲）起源于腹内脊柱的两侧，向下经过骨盆并附着于大腿骨（股骨）之上，覆盖腰大肌的筋膜随其抵达大腿上部。来自腹膜后区域（或脊柱周围）的感染如果突破了这层覆盖的筋膜可能会随着肌肉向下进入大腿处，若从那里扩散到大血管可能导致广泛的血液感染。即便是腹膜后的区域有大量的出血也可能不会被发现。若在侧面（最后一根肋骨和臀部之间）出现瘀斑则可能表明胰腺有严重的炎症或腹膜后的区域有出血。

详查细究 ▎ 大约有40%的人没有腰小肌——一块细长的肌肉，它覆盖于粗壮、厚实的腰大肌之上。当腰小肌存在时可以帮助躯干弯曲。古希腊解剖学家将腰部肌肉描述为狐狸尾巴的形状，腰大肌的形态尤其如此。

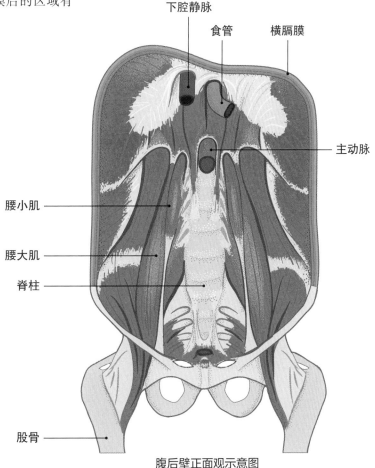

下腔静脉　食管　横膈膜

主动脉

腰小肌

腰大肌

脊柱

股骨

腹后壁正面观示意图

泌尿系统

大体解剖学 | 双侧肾脏呈红褐色，因形似菜豆（kidney bean），故为其名，在腹腔后上部覆于后腹壁肌肉之下。肾脏位于脊柱的两侧，受到肋骨下端的保护，是泌尿系统的起点。双侧肾脏从体内的废弃物和多余的水分中产生尿液、过滤血液，并帮助维持稳定血压，另外，通过监测和平衡水、pH以及盐的水平，使血液中成分保持稳定。膀胱是一个中空的、可膨胀的肌肉性储液器，用于储存尿液，在盆腔内位居前方。尿液通过输尿管被输送到膀胱，输尿管是两条走行在腹膜后区域的狭长管道。膀胱在充满尿液时会扩张，它轻易地便可容纳约300mL的尿液。排空膀胱的信号是在需要排尿时才传递的，如果排尿不畅将会变得非常痛苦。尿液通过尿道离开身体，男性尿道（长约20cm，有多个弯曲）和女性尿道（长4~5cm，短且仅有略微的弯曲）的长度各不相同。除排尿时外，括约肌使膀胱和尿道之间的连接部位保持闭合状态。排尿时膀胱收缩，尿液通过尿道口被迫排出。

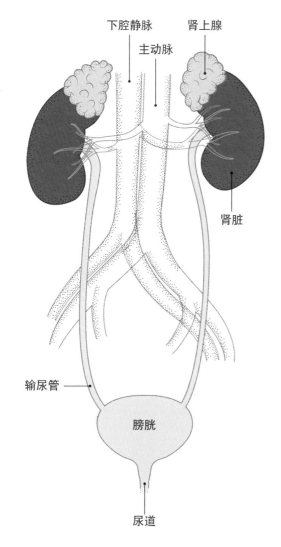

下腔静脉

肾上腺

主动脉

肾脏

输尿管

膀胱

尿道

泌尿系统正面观示意图

临床解剖学 | 肾脏每日持续不断地工作，每24h过滤大约150L血液，平均每分钟有25%的循环血液通过肾脏，每天产生超过1.5L的尿液。尽管工作效率很高，但肾脏的问题在早期阶段很难被发现，人们可以在没有任何明显症状的情况下生活很长时间。只要有一个正常的肾脏就足以维持生命。当大约90%的肾功能丧失时，透析机（复制肾脏血液清洁的功能）成了生存的必需品。如果透析失败，则接受器官捐赠是确保生存的唯一选择。

详查细究 | 人们认为，肾脏在输尿管壁的平滑肌层中有数个起搏点可以触发波状收缩（蠕动波）并沿输尿管传递，将尿液推向膀胱。即使部分肾脏被切除后，蠕动波仍然存在，使尿液能够正常流出。

骨性骨盆

大体解剖学 | 骨性骨盆是位于躯干下端的环形骨架，呈盆状。它支撑着身体的重量并容纳了部分腹部的器官和生殖器官。骨盆是由一对髋骨（由3块较小的骨——坐骨、髂骨和耻骨进一步融合而成）和骶骨融合而成的。这3块较小的骨在青春期结合在一起，同时形成一个被称为髋臼的深凹槽，此凹槽与股骨头（大腿骨）形成球窝关节，将髋部与大腿连接起来。髂骨以扇形向上展开，呈羽翼状，双手可以很随意、轻松地放置于此。坐骨是用于安坐的骨性突起，强壮有力且能带动大腿运动的腘绳肌附着于此。两侧的耻骨通过耻骨联合在前方融合，耻骨联合是一个有弹性的软骨桥，正好在膀胱前面。生殖器固定于双侧耻骨融合成的弓形处（耻骨弓）。人体骨骼中存在性别差异最大的骨是骨性骨盆，因为女性骨盆必须在分娩时允许胎儿通过。为了达此目的，女性的骨盆更宽更浅，髋骨和骶骨交汇处形成的边缘呈椭圆形，耻骨弓的角度更大。而男性的骨盆边缘是心形的且比较窄。

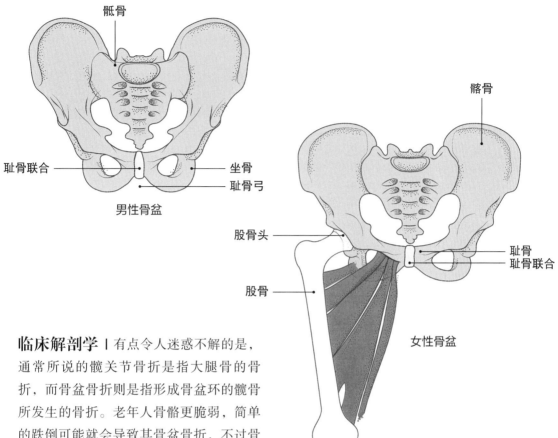

骶骨

髂骨

耻骨联合 — 坐骨

耻骨弓

男性骨盆

股骨头

耻骨
耻骨联合

股骨

女性骨盆

临床解剖学 ┃ 有点令人迷惑不解的是，通常所说的髋关节骨折是指大腿骨的骨折，而骨盆骨折则是指形成骨盆环的髋骨所发生的骨折。老年人骨骼更脆弱，简单的跌倒可能就会导致其骨盆骨折，不过骨盆还是很难骨折的。严重的骨折主要发生在高能撞击后或从高处坠落后。由于这些骨折可能因内部器官的损伤而导致大量且肉眼不可见的内出血，受伤的病人总是被绑在骨盆束缚带内，以稳定他们的骨盆并防止进一步出血，直至扫描得出明确的结果。

详查细究 ┃ 罗马人把脊柱底部呈三角形大而重的骨头（由5个椎体融合而成）称为"骶骨（sacrum）"，拉丁语是"圣骨（*sacred bone*）"的意思。在英语中也被称为"神圣的骨头（holy bone）"。此种称呼的由来尚不清楚，可能是源于古代的一种信念，认为这种几乎坚不可摧的骨头是灵魂居住的地方，且腐烂速度非常缓慢。

骨盆和会阴

大体解剖学 | 盆腔器官与腹腔器官之间只有一层薄薄的膜相隔，盆腔和腹腔在本质上处于同一个大的空间（腹盆腔）。然而，腹部器官位于髋骨和骶骨合围后所形成的环形边缘以上的翼状骨性突起中（假骨盆）。骨盆环形边缘以下的区域是真骨盆。它保护着膀胱、直肠以及女性的子宫、输卵管和卵巢。骨盆与生殖区域（会阴）之间由一块类似横膈膜的提肛肌（由几块肌肉组成，称为骨盆底肌）隔开并支撑着骨盆内器官，防止它们从下面的开口处突出来。盆底下方调节肛门开闭的肌肉附在肛门前的会阴体上，保持骨盆底良好的肌肉张力可以确保大小便的自控能力。盆底以下的会阴区包含尿道、阴道和肛管，每个结构在骨盆底肌都有一个开口。外部尿道口在前面，肛门在后面，女性阴道口位于两者之间，用于性交和分娩。

临床解剖学 | 骨盆底部的各个肌肉（提肛肌）在中线汇合处形成一个沟槽的形状。在分娩过程中，这个形状可以引导婴儿的头部进入正确的方向，以便离开子宫。这些肌肉在怀孕和分娩过程中会拉伸、撑松，可能导致产后轻度失禁。如果难产使阴道和肛门之间的会阴体撕裂，其结果可能会对女性造成严重的困扰，导致尿失禁或大便失禁。骨盆底肌发生松弛还可导致盆腔器官通过盆底掉入下面的会阴区和生殖区域，由此产生的脱垂对女性来说非常难受。

详查细究 | 阴部动脉、静脉和神经都与生殖区域或会阴区域有关。例如，阴部（pudendal）神经阻滞被用来麻痹阴道周围的区域，便于胎儿的头部通过。拉丁语"*pudens*"的意思是"羞耻"，这表明即使在古代，私处也被认为是羞耻和应该隐藏的部位。

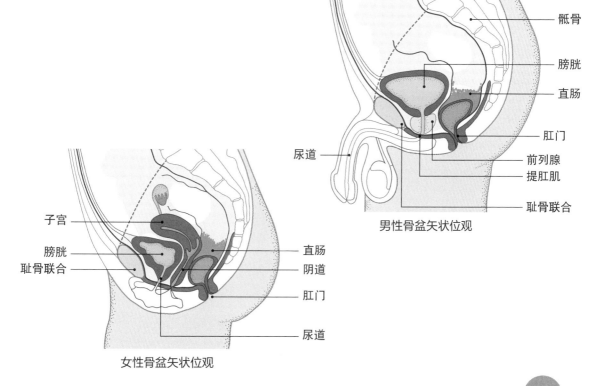

男性骨盆矢状位观

女性骨盆矢状位观

女性生殖

大体解剖学 | 女性的生殖系统有许多功能，它分泌雌性激素、产生并释放卵子、接受并允许精子通过、为着床提供安全地点、为胎儿的成长提供避风港直至分娩。因此，它有一个复杂的解剖系统和与大脑相连的反馈回路，以维持月经、怀孕和分娩所需的微妙而精确的激素间的平衡。女性生殖系统由阴道、子宫、输卵管和卵巢组成。阴道是一个薄壁的容器，用于容纳男性阴茎，并通向子宫。子宫的入口是一个狭窄的地方（子宫颈），子宫壁厚且肌肉发达，完全位于真骨盆中（直至怀孕后期会扩展到腹部），由许多韧带和覆盖在其上的一层薄膜（腹膜）固定。呈扇形向两侧卵巢的侧后方展开的是形似漏斗状的子宫管（通常也称"输卵管"）。每月当卵子被卵巢释放时，输卵管末端的叶状结构（纤毛）会吸引卵子进入输卵管，以增加它与精子相遇并受孕的机会。乳房的发育和月经的周期也由卵巢控制。

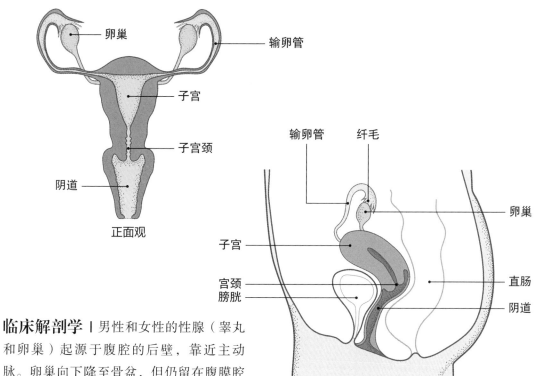

卵巢

输卵管

子宫

子宫颈

阴道

正面观

输卵管　纤毛

卵巢

子宫

直肠

宫颈
膀胱

阴道

女性生殖系统矢状面观

临床解剖学 ┃ 男性和女性的性腺（睾丸和卵巢）起源于腹腔的后壁，靠近主动脉。卵巢向下降至骨盆，但仍留在腹膜腔内，它有一个小开口能允许卵子通过并进入输卵管。由于卵巢存在于不同的解剖腔中，在非常罕见的情况下，精子可能穿过那个小开口，使受孕和着床发生在安全环境，即子宫之外。这种类型的宫外孕/异位妊娠（任何在子宫外着床的妊娠都是"异位"妊娠）可能会导致破裂和严重的内出血，尽管有一些罕见的腹腔妊娠成功的案例。

详查细究 ┃ 直到19世纪，人们还一直认为子宫（希腊语，*hyster*）可以在体内各处漂流（差不多有自己的思想），导致典型的女性问题。曾经令人尊敬的精神病学诊断"癔症（歇斯底里病）"就是指子宫通过压迫其他结构而造成的破坏。人们还认为在鼻子、阴道下使用嗅盐和打喷嚏可以使"游荡的子宫"回到其正常的位置。

男性生殖

大体解剖学 | 男性生殖系统位于膀胱下方和两腿之间，由梅子大小的睾丸、香肠形并且可膨胀的阴茎、前列腺以及精囊组成。青春期后，男性生殖系统的综合功能是制造精子并将其送入相应的女性生殖系统。睾丸位于阴茎两侧的阴囊中，产生精子和雄性激素。有一条细长而曲折的管（附睾）附着在每个睾丸上，它能使精子成熟后再进入阴茎。阴茎内的尿道很长，是排出尿液和精液的管道。阴茎被包皮（松散、部分可折叠的组织）所覆盖，且非常敏感，是由海绵状的可膨胀变硬的组织构成的。在性唤起期间，海绵体组织随血液涌入而膨胀，导致阴茎坚硬和膨大（勃起），其作用是将精子送入女性阴道。精子通过附睾排出阴囊，沿着管道（输精管）流向阴茎。来自前列腺的液体与精囊的液体相混合，稀释精子成为精液。这种黏稠的乳白色物质帮助精子在呈酸性的女性生殖道内生存。当男性性欲被唤起时，微小的球状尿道腺会向尿道内分泌一种润滑剂。

临床解剖学 | 由于精索在阴囊和骨盆中走行路线较长，因此沿途很容易发生扭曲，导致睾丸的血液供应被中断，引起睾丸永久受损及不孕。轻柔地抚摸大腿内侧的上部可以触发提睾反射，阴囊内肌肉收缩致使同侧的睾丸上升。临床中若此反射消失则提示可能存在精索扭曲（睾丸扭转），但在小男孩中这种反射会被夸大，因而并不可靠。

详查细究 | 肉膜肌是包裹阴囊的平滑肌，它可以通过皱缩阴囊皮肤和减少表面积来防止热量损失，也可以通过扩大皮肤表面积使睾丸降温，以此调节产生最佳精子所需要的温度同时保持良好的平衡。由于这种皱缩效应，在突然寒冷的环境中睾丸会上升。

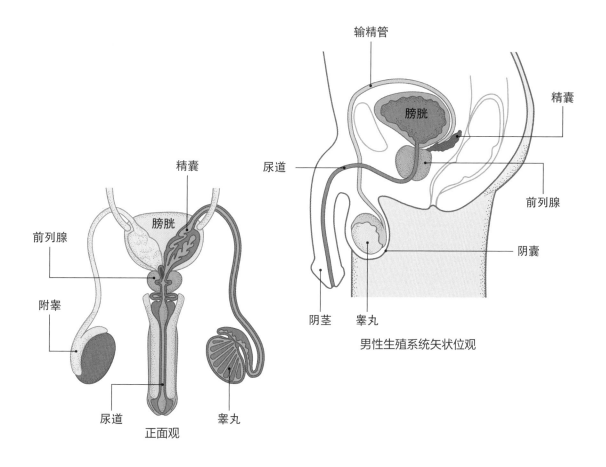

男性生殖系统矢状位观

正面观

"解剖学新的领域是揭示真相，全部的真相，除了关于人类结构、起源和历史的真相之外，别无他物。"

——亨利·费尔菲尔德·奥斯本

《教育领域中进化与宗教信仰：与原教旨主义者的辩论》（1926）

第 4 部分

背部及四肢解剖

运动

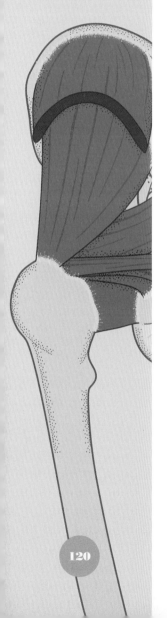

我们是两足动物，在运动、站立、行走时躯干是直立的，膝盖基本是直的，脚掌平稳、牢固地踩在地上（不像大型哺乳动物用脚趾站立和移动，也不像有蹄类动物用脚趾尖的蹄子行走）。人类在直立、行走或运动时需要上下肢、背部和臀部的协调运动。

站立不动时会摇晃

当我们简单地站立不动时，在髋关节上方和脊柱前方会产生一个重心，压力的中心大约在脚背的中间位置，使用的主要是小腿的两块肌肉（比目鱼肌和腓肠肌），大腿肌肉使用得很少。因此，当我们站立时，身体会轻微地摇晃，这种表现还会随着年龄的增长而变得更明显，无法控制自己的站姿并可能因此而摔倒。如果单脚站立，上半身的重量就需要髋部来调整，还需要调动臀部区域的肌肉（臀中肌、臀小肌和两侧的阔筋膜张肌）来保持平衡。

行走是一系列步态的反复循环

走路看起来很简单，但实际上是一个复杂的生物力学过程，需要臀部、脊柱、手臂、肩膀以及头部的同步协调运动来保持平衡，使双脚在地面上移动。儿童会经历一个典型的学习模式，即学习坐（6个月）、爬（9个月）、有支撑行走（12个月）和无支撑行走（18个月）。到3岁时，孩子的行走方式才与成人相似。

从某种意义上说，走路就是在阻止摔倒，每一步都是下肢把静止不动的上身"顶起"（倒立摆运动），重心从步幅中间的高处到双脚着地时的低处不断地移动，同时通过手臂的摆动来稳定身体姿态。但即便到了今天，人们也没有完全清楚这种走路的姿势是如何形成的。当我们行进时是通过步态周期的两个重复阶段实现跨步的。在一个完整的周期中，每只脚有大约60%的时间在地面上（站立阶段），其余时间抬起并脱离地面（摆动阶段）。在每个阶段中，我们的步态都要经过单支撑阶段，即一只脚在地面上，以及双支撑阶段，即两只脚都在地面上。

在站立阶段，有三个相对独立的动作发生：首先，第一只脚的跟部接触地面（称为"足跟着地"）；然后，当第二只脚还在与地面接触之时，第一只脚的其余部分着地；最后，第二只脚离开地面（脚跟先离开，脚趾后离开，称为"足趾离地"）。当我们的脚跟落地时，同一侧的膝盖几乎是直的，在我们的脚趾抬起离地之前，同侧的膝盖只是稍微弯曲。在摆动阶段，有两个动作发生，即腿抬起来，然后我们被向前推进。当身体的重量只在一条腿上时，向前的移动就这样发生了。在这个阶段的中间，膝盖最大弯曲到60°。

在行走过程中，臀部、大腿、小腿和脚部的肌肉都会被使用到。臀部的肌肉（臀区）紧绷以避免骨盆因重力作用向抬腿侧下滑。足弓和脚趾屈伸得到加强后，小腿的肌肉能推动我们前行。压在脚上的重量平衡在脚掌、外缘和脚趾上。脚趾的肌肉和蚓状肌（小的、像蠕虫一样的肌肉，能够同时使脚上三个不同的关节弯曲和伸直）在行走、伸展和平衡脚趾时非常重要，能够确保在足趾离地时不会扣住。

跑起来有点飘

跑步类似于在玩弹跳棒，身体重心与跑动的方向相反，从步幅中间的低点到"双浮"时的高点，此时两只脚都不在地面上。在慢跑过程中，每只脚有40%的时间在地上，当进入冲刺阶段后，这个时间只有27%。跑得越快，脚在步态周期的站立阶段所占的时间就越少。与行走步态周期不同的是，在跑步的过程中，支撑体重那条腿的膝盖会弯曲，腿部肌肉此时施加的力量也远远大于行走时的力量。当脚在移动中处于脚跟着地时，脚被锁定在一个刚性的结构中，这样可以更好地吸收冲击力。跑动时身体被脚顶起，而脚被动地向下撑展，且变得更加灵活，以适应跑步的路面。就在脚再一次腾空之前，它会收紧并向上和向后抬起，成为一个杠杆。大多数人在跑步时，脚跟先着地，而在冲刺时，为了获得更好的杠杆作用，前脚掌先着地。有趣的是，我们的膝盖在跑步时从未完全伸直过。

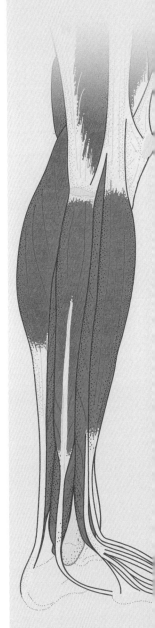

脊柱和背部

大体解剖学 | 脊柱略呈S形，位于身体中间的位置，充当了一个牢固的支架并保护着走行在其内的脊髓。站立或行走时，脊柱还传递身体的重量。由33块独立的骨组成的弧形连接，从寰椎延伸到尾椎（尾骨），先不断地增大然后再逐渐缩小。最低的椎体只是一个尖端。7块颈椎可移动颈部，12块胸椎参与形成环绕胸部的保护壳，5块腰椎可移动下背部，5块骶椎融合形成骨盆的后壁，4块尾椎融合形成脊柱的底部。虽然单个椎体与椎体之间的灵活性是有限的，但因分离椎体的椎间盘有缓冲的作用，使得脊柱在整体上非常灵活。后方强壮的肌肉层层叠叠地分布于颈部和腰背部，并附着在脊柱上，帮助运动的同时对各种姿势提供稳定性。最靠近皮肤的肌肉是极为宽大的背阔肌和斜方肌，在它们下面位于脊柱两侧的肌肉是丰满的竖脊肌，它们能使我们保持直立的姿势。背部肌肉与腹壁和下肢肌肉共同工作，为肢体的运动提供了强大的平台。

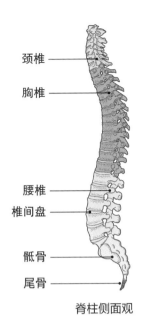

颈椎

胸椎

腰椎

椎间盘

骶骨

尾骨

脊柱侧面观

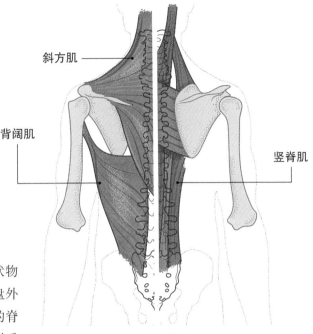

斜方肌

背阔肌

竖脊肌

后方肌肉背面观

临床解剖学 ｜ 当椎间盘核心内的胶状物（髓核）被挤压并穿破略坚韧的椎间盘外缘（纤维环）时，与相邻椎体同层面的脊神经很容易受到损伤。这种因椎间盘脱垂而压迫神经所引起的疼痛、麻木、刺痛和无力感（这些症状被称为"坐骨神经痛"）可呈放射状沿着神经所支配的肌肉或肌肉群扩散，通常位于臀部或下肢区域。大多数背部——特别是下背部（竖脊肌和脊髓横纹肌群）的问题，可以通过提高背部核心肌群的强度来解决，而背部的手术很少被实施。

详查细究 ｜ 平均而言，女性脊柱（约60cm）比男性脊柱（约70cm）短10cm左右。椎间盘约占椎体高度的1/3，在休息期间因吸收液体而膨胀。负重活动后会将液体挤出，其结果是水含量和脊柱长度在一天中减少20%。起床后3h，我们的身高就降低了约15mm。

肩关节和腋窝

大体解剖学 | 上肢通过肩胛骨和锁骨与躯干相连，形成上肢带骨（肩胛带），它们通过球窝关节（即肩关节或称盂肱关节）将肱骨（上臂骨）固定在胸部，形成了人体最灵活的关节。背部的肩胛骨仅通过肌肉连接悬浮于肋骨之上。肱骨头呈球状靠在肩胛骨外缘的一个浅窝内，使其能够在多个平面自由转动。肩关节依靠肌肉实现其稳定性和活动能力，并依靠几个稳定机制来防止肱骨头从浅窝内旋转出来。有一块软骨加深了关节腔，还有一个充满液体的囊状结构将关节包绕了起来，将肩胛骨与肱骨固定，充满液体的囊（滑囊）填充在关节囊外以减少摩擦，骨与骨之间通过韧带固定，4个小的肩袖肌肉和肱二头肌提供肌肉的稳定性。肩袖肌肉和其他强壮的肌肉（三角肌、斜方肌、背阔肌、前锯肌和胸大肌）附着在肩部复合体上，使运动成为可能。腋窝是肩部下方的解剖空间，在手臂和躯干之间。腋窝内充满了大血管、神经和淋巴结，这些结构周围都有脂肪包绕。

临床解剖学 ┃ 肩关节的灵活性是有代价的，它自身并不稳定，相比其他关节更容易发生脱位。手臂抬起时若受到撞击，可能会使肱骨头向前、向下（因为韧带会防止向上）脱出关节窝而进入腋窝，那里的神经和血管就有受到损伤的风险。在肩胛骨上，几个固定肱骨的深层的肩袖肌肉也容易受损。冈上肌的肌腱仅在一个狭窄的空间（肩峰下囊）内活动，过度使用会导致发炎，使肩部活动疼痛受限（撞击/疼痛弧综合征）。

详查细究 ┃ 锁骨两端连接着胸骨和肩胛骨，是体内第一块硬化成骨（骨化）的骨头，也是最容易发生骨折的骨头。锁骨（Clavicle一词）最初的意思是"小钥匙"或"门栓"，也许是因为它被"锁"在肩部而得名。锁骨的作用是将肩向后推，使得手臂能够自由摆动。

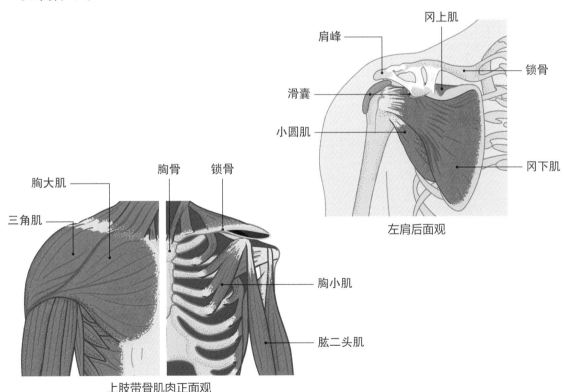

冈上肌
肩峰
锁骨
滑囊
小圆肌
冈下肌

左肩后面观

胸大肌
三角肌
胸骨
锁骨
胸小肌
肱二头肌

上肢带骨肌肉正面观

上臂

大体解剖学 | 上臂是肩关节和肘关节之间的解剖区域，仅由一块长骨（肱骨）和能使其运动的两组肌肉（肱二头肌和肱三头肌）组成。肱骨是上肢中最大和最长的骨头，上端（头部）膨大呈半球形。当上臂在身体一侧自然放松下垂时，光滑的肱骨头略微向后并指向中线，它还参与盂肱关节（肩关节）的形成。在靠近上臂顶部的地方，可以感觉到一大一小的骨性突起（小结节和大结节），突起之间有一个凹槽，内有肱二头肌长头腱通行，并为肩关节提供额外的稳定性。肱骨干略呈圆柱形，下端向前弯曲形成两个指节状扩展并参与肘关节的组成。上臂的肌肉被深筋膜分隔成两组，每个筋膜分隔内都包裹着肌肉及肌肉的血液供应和支配神经。前方肱二头肌群中的三块肌肉（肱二头肌、肱肌和喙肱肌）除使手臂在肩关节处能向前移动外，还使其可在肘部弯曲。后方的肌肉群中只有含三个起点的肱三头肌能使手臂在肩关节向后移动，并实现将肘部伸直的动作。

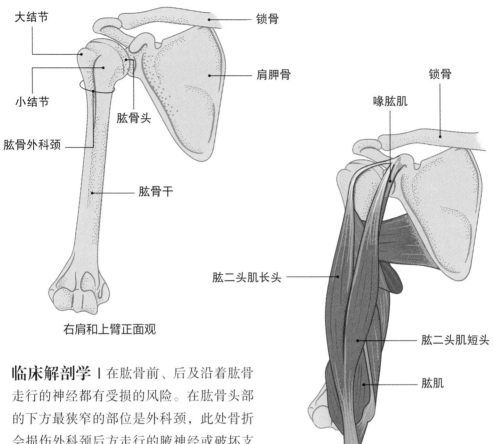

大结节

锁骨

小结节

肩胛骨

肱骨头

肱骨外科颈

肱骨干

右肩和上臂正面观

喙肱肌

锁骨

肱二头肌长头

肱二头肌短头

肱肌

右上臂肌正面观

临床解剖学 | 在肱骨前、后及沿着肱骨走行的神经都有受损的风险。在肱骨头部的下方最狭窄的部位是外科颈，此处骨折会损伤外科颈后方走行的腋神经或破坏支配三角肌的神经。肱骨干骨折会损伤与之密切接触的呈螺旋状绕行的桡神经，导致手腕和手无法伸直。肱二头肌和肱三头肌将发生在肘关节上方骨折的两个断端拉向相反的方向，向前突出的锯齿状的断端边缘可压迫正中神经和肱动脉，导致手和手指呈爪状畸形（沃尔克曼氏挛缩症，Volkmann's contracture）。

详查细究 | 人体内有数个骨性髁状突（condyles），通常是骨（下颌骨、肱骨和股骨）末端光滑的圆形突起，可与其他骨形成关节。希腊语中的"kondylos"一词原意即为"关节"，通过拉丁语和法语进入英语语系，意思是"骨头末端的球状物"。解剖学上的髁状突指形似关节样的结构。

肘关节和肘窝

大体解剖学 | 肘部可以缩短或延长前臂，还可用于伸手和抓取物体。肱骨的下端向前屈曲形成双指节样膨隆（髁状突），并与两块前臂骨（桡骨和尺骨）相接，小头与拇指一侧的桡骨相衔接，而滑车则与小指一侧的尺骨相衔接。它们形成一个铰链关节，使前臂弯曲（屈曲）或伸直（伸展），还可令桡骨和尺骨产生旋转运动，使手掌有可能向上（旋后）或向下（旋前）转动。上臂的部分肌肉作用于肘部参与这些运动（肱三头肌伸直、肱桡肌和肱二头肌弯曲肘部）的产生，而肘部区域只有一块肌肉（肱肌）且仅具有单一的曲肘功能。弯曲和伸展前臂的肌肉附着在肱骨髁上方和两侧的两个骨性突起上（外上髁和内上髁）。关节囊和强有力的副韧带对肘部起着稳定的作用。肘窝是肘关节处三角形的凹陷，此处可以感受到肱动脉的搏动，支配前臂和手部数块肌肉的正中神经就在肱动脉旁。肘窝处的皮下有静脉网，经常被用于采血。

临床解剖学 I 前臂的一些伸肌附着于肱骨外上髁。过度地应用这些肌肉会使它们共同的起点端发炎，导致外部隆起伴有疼痛和压痛（肱骨外上髁炎或称网球肘），常见于网球运动员。过度使用附着在肱骨内上髁屈肌区的肌肉会诱发累及肘关节内侧的一些病症，肱骨内上髁炎就常见于高尔夫球运动员。尺神经紧贴尺骨走行于肘关节的内侧，若倾靠肘部过久就会使小指和半个无名指产生麻木和刺痛感，因为该区域是由尺神经支配的。

详查细究 I 肘窝处的静脉通常被用来实施放血疗法*。如果不是因为有"上帝恩赐"的腱膜存在，理疗师的刀子一滑很容易就会损坏下面的肱动脉和正中神经。即使在今天，这条呈扇形展开的扁平的三角形肌腱（即肱二头肌腱膜）依然保护着静脉下方的结构，为缺乏经验的临床工作人员从该区域采集血液样本提供保障。

*译者注：放血疗法是一种通过临床验证的治疗方法，在世界各地，包括中国的早期医疗历史上大都有所谓的放血疗法。放血疗法指用针具或刀具刺破或划破人体特定的部位，放出少量血液，以达治疗疾病的目的。

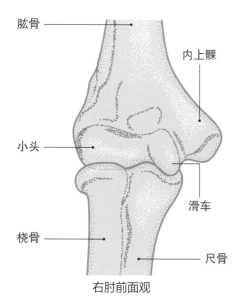

右肘前面观

肱骨
内上髁
小头
滑车
桡骨
尺骨

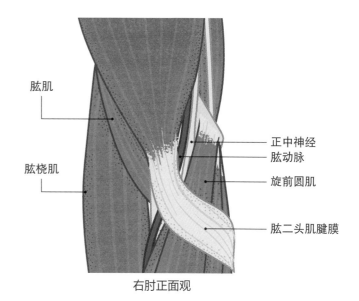

右肘正面观

肱肌
肱桡肌
正中神经
肱动脉
旋前圆肌
肱二头肌腱膜

前臂和腕管

大体解剖学 | 前臂是上肢肘部和腕部之间的区域，有两块长骨，分别是桡骨（拇指一侧）和尺骨（小指一侧），每块骨头的两端彼此间通过关节结合在一起，中间有一层薄薄的扁平膜（骨间膜）。这片膜将骨头两侧的肌肉分成两组：前面是屈肌，后面是伸肌。伸肌区的12块肌肉可将手指和手腕伸直，还可将手腕向后弯曲。桡神经支配上肢所有伸肌。屈肌区的8块肌肉能将手腕、手和手指（拇指和其他四指）向前弯曲。正中神经和尺神经支配屈肌并与其同行。腕管是腕部覆盖着条状筋膜（屈肌支持带，也称腕横韧带）且呈U形的骨性隧道，由起自3条前臂屈肌的9条肌腱（指浅屈肌腱和指深屈肌腱各4条，拇长屈肌腱1条）通过此隧道进入手部，使手部实现强而有力的抓握动作。屈肌支持带压制着这些肌腱，防止手腕向前弯曲时肌腱呈弓弦状弹出。

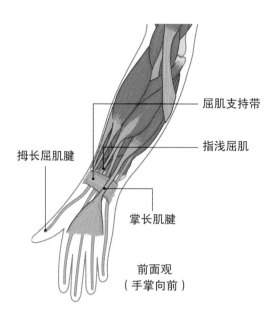

拇长屈肌腱

屈肌支持带

指浅屈肌

掌长肌腱

前面观
（手掌向前）

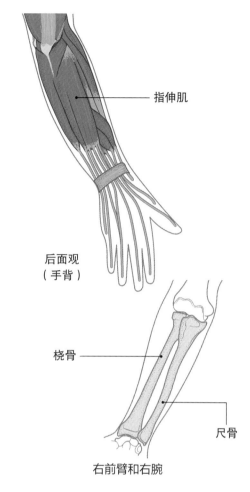

指伸肌

后面观
（手背）

桡骨

尺骨

右前臂和右腕

临床解剖学 | 由于深筋膜对前臂区域包裹得相对紧密，所以其内部的空间很小。在受伤或手术后，积聚的液体可能对其内的血管和神经造成过度挤压，以至于出现不可逆转的肌肉死亡，这就是骨筋膜室综合征，是一种外科急症，可以在皮肤和深层筋膜上做一个长的切口以缓解压力。正中神经走行于狭窄且拥挤的腕管内，若正中神经受挤压，拇指和其后的两个半手指会表现为疼痛、感觉改变或麻木（腕管综合征），可以通过切开屈肌支持带来释放压力（腕管松解术）。

详查细究 | 有10%~15%的人出现一侧或两侧的掌长肌缺失的改变。这个纺锤形的屈肌进入手腕并将覆盖其上的皮肤固定在手底筋膜上。掌心朝上，将小指和拇指相接触并向上弯曲手腕（称为谢弗氏试验，Schaeffer's test），可以很容易地测试其是否存在，若靠近手腕前部的中线有山脊样的隆起则提示掌长肌存在。

腕部和手部

大体解剖学 | 抓取物体和张开手掌释放物体都需要同时收缩大量独立的手部肌肉，在机械上是极其复杂的动作。这些动作由27块骨分列为数排后所组成的骨架完成：手腕（腕骨）由两排、每排各4块骨头组成，掌骨（手骨）有5块，5根手指上的骨（指骨）有14块。在每个骨与骨之间的交汇处都有韧带和关节囊将它们固定在一起，使每个关节都能活动。拇指的掌骨与腕部间的关节异常灵活，使我们能够用拇指触摸每个手指的指尖。大量的肌肉从前臂进入手部（外源性肌肉），还有一些肌肉的起、止点都在手内（内源性肌肉）。外源性肌肉能完成强而有力的动作（抓取、握住），内源性肌肉则通过微调允许完成错综复杂的动作，还被排列成手掌上可见的隆起的肌肉群：大鱼际处的肌肉可带动拇指活动；小鱼际处的肌肉能够带动小指活动；特殊的肌肉（蚓状肌、骨间肌）只能活动手指。手指对触觉和定位极为敏感，在大脑中占用了与它们体积大小不成比例的大量区域来解读这些感觉。

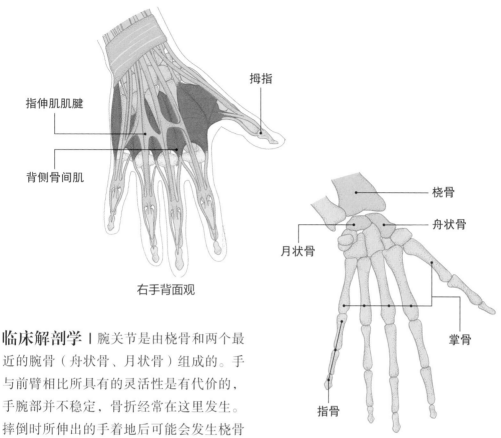

指伸肌肌腱

背侧骨间肌

拇指

右手背面观

桡骨

舟状骨

月状骨

掌骨

指骨

左手掌面观

临床解剖学 | 腕关节是由桡骨和两个最近的腕骨（舟状骨、月状骨）组成的。手与前臂相比所具有的灵活性是有代价的，手腕部并不稳定，骨折经常在这里发生。摔倒时所伸出的手着地后可能会发生桡骨远端骨折，危及桡侧大的动脉（手腕拇指一侧能感觉到）和该区域的神经。船形的舟状骨是腕骨骨折中最常见的部位，但骨折很容易被忽略，通常是在血液供应受到损害后（因血管穿过窄小且易断的峡部）才在X线片上显示出来。

详查细究 | 指骨（*phalanx*，复数形式为 *phalanges*）一词起源于拉丁语和希腊语，原指全副武装的士兵紧密排列。这里形容各个指骨彼此紧靠排成数列，似步兵方阵一样。拇指有两节指骨，其他四指各有三节指骨。脚趾骨有类似的排列，也被称为趾骨（*phalanx*）。

髋关节

大体解剖学 | 下肢通过髋骨（下肢带骨、骨盆带）与脊柱相连。与肩部相比这种结构更稳定，这是为了在移动或静止时，骨盆和下肢能够承受住身体的重量。髋关节也是一个球窝关节，与肩关节相似但不完全相同。稳定性的提高是以减少活动范围为代价的，尽管该关节仍然能够进行各种各样的活动。髋关节由两块大型骨连接而成：无名骨（亦称髋骨或盆骨）和股骨（大腿骨）。球状的股骨头紧紧地嵌入髋骨的深窝里（髋臼），被一条强有力的韧带（股骨头圆韧带）固定在那里，这条韧带从髋臼窝内发出与股骨头的小凹陷（股骨头凹）相连。关节被充满液体的关节囊围绕（看起来像缠绕钱包的绳子），从髋臼边缘一直围绕到股骨颈旁两个骨性突起（大转子和小转子）之间的隆起区域（转子间线）。此外，还有三条坚固的韧带防止股骨头向前或向后滑动，充满液体的囊（滑囊）对该区域起润滑作用，强而有力的臀部和大腿部肌肉可以带动髋关节活动。

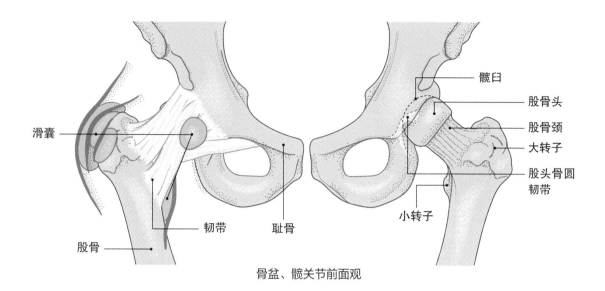

滑囊

股骨

韧带

耻骨

髋臼

股骨头

股骨颈

大转子

股头骨圆韧带

小转子

骨盆、髋关节前面观

临床解剖学 ┃ 在人体的所有关节中，髋关节是最重要的，因为它的任何损伤都会造成灾难性的后果。髋关节很容易受到与年龄变化相关的因素的影响，特别是骨骼的削弱（骨质疏松症）和关节的磨损（骨关节炎）。老年人骨质被弱化变脆后很容易在狭窄的股骨颈部发生骨折。股骨头接受来自关节下方的血液供应——少见的供血方向，血管沿着股骨颈部的纤维囊向上绕至股骨头。若跌倒后造成股骨颈骨折，股骨头部的血液供应可能会因此丧失，导致股骨头坏死（股骨头缺血性坏死）。

详查细究 ┃ 髋臼窝是股骨头所在的位置，其凹陷的形态类似于罗马时代常用的"小醋盅"。该部位是形成髋骨（无名骨）的三块骨之间的融合点，此处的融合在16~25岁之间完成。在髋臼尚未融合的儿童中，该处在X线片上呈Y形（或倒置的梅赛德斯-奔驰的标志）。

臀部区域

大体解剖学 | 臀部区域处于腰背部和大腿上部之间，呈圆形，由前倾的骨盆、身体最大（可能也是最有力）的肌肉（臀大肌）和大量脂肪所组成。两侧的臀部肌肉可以带动髋关节活动。臀部（*gluteus*一词在拉丁语中是"尾部"或"屁股"的意思）能使我们保持直坐，而不需要像四条腿的动物那样将重量放在脚上。臀部的骨性结构包括骨盆的背面和脊柱，即由两侧髋骨和处于中线上的骶骨构成。在臀部的上界可以触摸到由两侧髋骨上缘形成的圆钝的髂嵴，此处为臀大肌的附着部位，凭借其规模和力量使我们能够在保持直立姿势的同时稳定身体（防止身体向前倾斜）。几块深层肌肉（梨状肌、上孖肌、下孖肌、闭孔肌和股四方肌）还可以使髋关节旋转。臀部两侧圆形的肌肉在中线处被一个深深的裂缝（臀沟）分开，肛门就在这个裂缝中。臀部区域下界的体表标志为臀肌水平皱褶，大腿从该皱褶下方开始。

临床解剖学 | 紧挨着臀大肌下面的是两块较小的肌肉——臀中肌和臀小肌，尽管体积较小，但当对侧身体抬起（行走或跑步）时，它们在保持躯干直立状态时所起的作用却至关重要。只要这两块肌肉有功能，即使作用于髋关节的其他肌肉没有完全发挥作用，对于行走或跑步的影响也不大。一旦这些臀部肌肉瘫痪则会导致一种奇怪的蹒跚步态。测试神经损伤的方法：叮嘱患者使用患侧肢体独立，健侧的骨盆会向下倾斜（称为特伦德伦伯格征，Trendelenburg sign）。

详查细究 | 维纳斯的酒窝（腰窝、圣涡）是背部下方的两个小凹陷，位于臀沟上方，在女性身上更为突出，被认为是美丽的标志（维纳斯是罗马的女神），是由一条短韧带将皮肤与髋骨上的骨性突起（髂后上棘）相连而形成的浅凹陷，在脊柱手术中被视为手术的标志点。

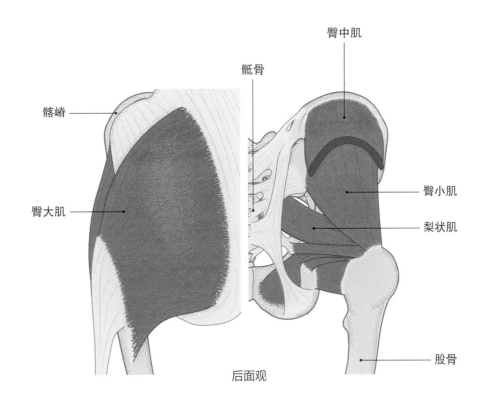

后面观

大腿和股三角区

大体解剖学 | 位于大腿内侧强大、健壮的肌肉之所以能带动臀部和膝关节的活动，是因为与身体中最长、最重且最强壮的骨——股骨有关。股骨平均长度为45cm，其上端半球形的股骨头部有助于髋关节活动，而下端似双指关节屈曲样的膨隆则有助于膝关节的活动。深筋膜像保鲜膜一样，向内推动肌肉以附着于骨上，将整个下肢捆绑并包裹在一起，在大腿上形成两个解剖学区域，而肌肉群在功能上被划分为三组（肌间隔），每组都有自己的神经和血液供应。后方区域有两组肌肉：一组是向内、向上移动大腿的肌肉（内收肌群/内收肌间隔），另一组是将臀部向后移动并能弯曲膝盖的肌肉（腘绳肌群/腘绳肌间隔）。前方区域有能使髋部弯曲和膝关节伸直的肌肉（股四头肌/股四头肌间隔）。从侧面看，大腿前部似乎稍向前弯曲，实际上反映的是被股四头肌（包括股直肌、股外侧肌、股内侧肌和股中间肌）覆盖的略前曲的股骨干的形态。大腿外侧从髋骨到膝关节下方被一条紧密厚实的筋膜带压平（髂胫束），对这两个关节起着稳定作用。

临床解剖学 | 大腿顶部的三角形空间，形状像一个倒置的帆，是股三角区，被两块肌肉（缝匠肌和内收长肌）和腹股沟韧带所包围。股神经、股动脉、股静脉并排（从外到内）在股三角内走行。搏动的股动脉是在紧急情况下进入动脉或静脉的一个标志。当股动脉通过肌肉开口（内收肌裂孔）到达大腿后方时紧贴于股骨之后。若股骨干骨折使这里的动脉被撕裂，后果可能是灾难性的，因为股动脉在几分钟内就可以泵出全身的血液。

详查细究 | 缝匠肌（Sartorius）是人体中最长的一块肌肉，上端从髋骨的骨性突起开始，向下斜着穿过大腿插入膝盖下方，被称为"裁缝的肌肉"（sartor在拉丁语中是"裁缝"的意思），因为以前的裁缝在地板上盘腿工作时最能显示出这块肌肉的作用。出于类似的原因，它有时也会被粗鲁地称为"蜜月肌"。

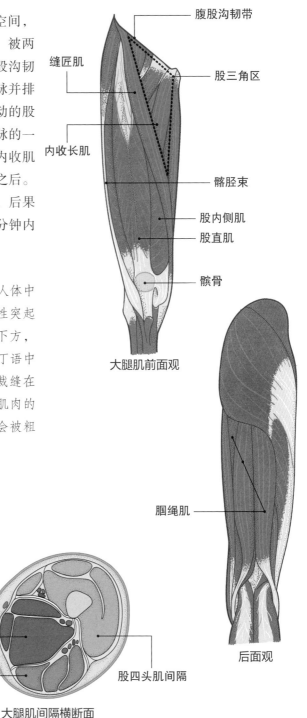

腹股沟韧带

缝匠肌

股三角区

内收长肌

髂胫束

股内侧肌

股直肌

髌骨

大腿肌前面观

腘绳肌

后面观

内收肌间隔

腘绳肌间隔

股四头肌间隔

大腿肌间隔横断面

膝关节和腘窝

大体解剖学 | 身体中最大的关节是膝关节，它承载着身体的全部重量，承受了巨大的压力。膝关节是一种改良的铰链关节，由两个关节组成：一个在股骨指节样髁状突和胫骨之间；另一个在髌骨和股骨之间。股骨和胫骨之间的平面是光滑的，并有胫骨平台（加宽的平顶）上的月牙形软骨（半月板）做缓冲。股骨和胫骨是由数根极强的韧带固定在一起的，这些韧带在中线交叉（前交叉韧带、前十字韧带和后交叉韧带、后十字韧带），防止膝部弯曲时胫骨向前或向后移动太远。两侧还有坚固的副韧带（外侧副韧带和内侧副韧带）也将其固定住，在膝关节两侧和后方则由不完整的充满液体的关节囊围绕。股四头肌肌腱穿过膝盖后包绕着髌骨并附着在胫骨结节/胫骨粗隆上（在胫骨的上端很容易被触到）。这种排列结构使大腿前肌间隔内的肌肉带动膝关节伸直，而大腿和小腿的剩余肌肉带动膝关节做一系列其他运动。

临床解剖学 ┃ 腘窝是膝关节后面的一个大凹陷，膝关节和小腿的血液供应及支配神经都要经过它。腘动脉是这个区域内最深的结构。腘窝内经常会发生肿胀，可以是任何东西，从囊肿到管壁薄弱且管腔膨胀的动脉（动脉瘤）都有可能。腘动脉的动脉瘤好发于常穿着用于骑马的紧身马靴者，如果发现动脉瘤则需要手术修复，同时必须注意避免损伤更接近表面的结构（支配小腿的神经和腘静脉）。

详查细究 ┃ 髌骨是人体最大的籽骨。籽骨（sesamoid bone）源自拉丁语"芝麻（*sesame*）"一词，通常非常小，嵌在肌腱内。它们的确切作用尚不清楚，但可以减少摩擦并改变肌肉拉动的方向。婴儿时期的髌骨是一个柔软的软骨，三岁时开始硬化成骨，在青春期完全成形。

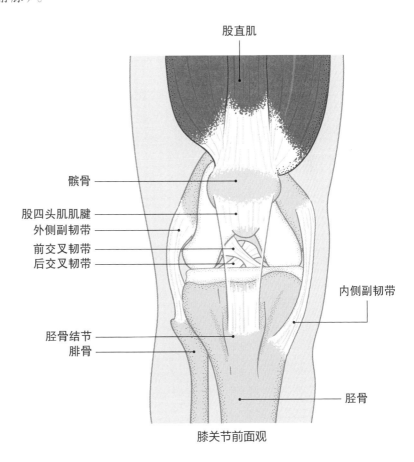

股直肌

髌骨

股四头肌肌腱
外侧副韧带
前交叉韧带
后交叉韧带

内侧副韧带

胫骨结节
腓骨

胫骨

膝关节前面观

小腿

大体解剖学 | 小腿在解剖学上位于膝关节和踝关节之间，能完成站立、跳舞等一系列的动作。因小腿承载着上半身的重量，所以此处的肌肉和骨骼也都很强壮，胫骨就是身体中第二大和第二重的骨。小腿的后面通常也称小腿肚子，主要来自其体积和形状类似于牛肚的大型双头肌（腓肠肌）。小腿的前面由胫骨和腓骨构成，之间有一层薄而平坦的骨间膜，且在两骨的上端和下端间都有关节存在。小腿部的肌肉附着于这两块骨上，但主要是胫骨，其中平坦的前部（无肌肉区的是胫骨）及胫骨的下1/3是没有肌肉附着的。小腿周围有四组肌肉：小腿前肌间隔的肌肉可将脚向鼻子方向拉起（背屈）以及使脚内侧缘向上转（内翻）；小腿后肌间隔的肌肉（分两部分）可将脚和脚趾向下（跖屈）并弯曲膝盖；小腿外侧肌间隔的肌肉能将脚的外侧缘向上拉（外翻）；来自后肌间隔的三条肌腱汇合形成跟腱最终附着于足跟骨。

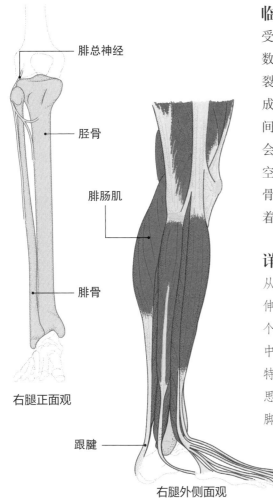

腓总神经

胫骨

腓肠肌

腓骨

右腿正面观

跟腱

右腿外侧面观

临床解剖学 ┃ 小腿部的一些结构很容易受到损伤。腓神经缠绕在腓骨颈部，在多数严重的膝关节损伤中该神经可能被撕裂，若石膏固定得太紧也可能对该神经造成损伤。腓神经同时支配踝关节、外侧肌间隔以及前肌间隔肌肉。失去该神经支配会导致特有的跨越式步态，即行走时脚悬空，脚趾刮地（足下垂）。胫骨下1/3处的骨折有时愈合不佳，因该区域没有肌肉附着，血液供应有限，所以骨愈合较慢。

详查细究 ┃ 人体最长的静脉是大隐静脉，从大脚趾（拇指）开始沿下肢内侧一直延伸到大腿顶部。"隐"（*saphenous*）这个词的起源有一层神秘的面纱。在希腊语中，它的意思是"明显可见"，而在闪米特语（阿拉伯语和希伯来语）中，它的意思是"隐藏"。更为复杂的是，它虽然在脚踝处可见，但在大腿处却隐藏了起来。

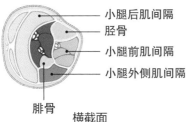

小腿后肌间隔
胫骨
小腿前肌间隔
小腿外侧肌间隔

腓骨

横截面

踝关节和跗管

大体解剖学 | 脚踝位于小腿与脚之间。距小腿关节（踝关节）使下肢与地面相互作用，对站立、步态和其他日常功能至关重要，是胫骨和腓骨末端的两个形似扳手状的突起（内踝和外踝）。距骨就像螺母一样处于这个空间内。这个简单的铰链关节能实现两种运动：脚趾向鼻翼抬起（背屈）或脚趾向下压（跖屈）。当踝关节背屈时，距骨楔入足踝之间，这是一个非常稳定的位置。当踝关节跖屈时，关节会更加松弛，可以进行一定程度的左右运动。踝关节被关节囊所包围，前面和后面都很薄弱，但在两侧却被强有力的韧带加固。内侧由三角韧带或称内侧副韧带从内踝向足部的四个部位辐射。外侧副韧带从外踝到足，由三条韧带组成，但排列方式比内踝要弱得多。跗管是内踝后方的一个空间，由一条筋膜（屈肌支持带）覆盖，其内有胫神经、动脉、静脉以及与足部相连的肌腱通过。

临床解剖学 ▎最常见的受伤关节是踝关节，而该关节最常见的受伤机制是扭伤。副韧带的排列方式使得这些在外部起固定作用的个别韧带（外侧副韧带）更容易发生扭伤，尤其在足内翻过度的时候。当踝关节跖屈时处于一个容易受损的位置，此时足内翻会导致坚韧的三角韧带被扭伤。虽然踝关节承受着身体的全部重量而且还易受损伤，但与髋关节或膝关节相比，踝关节被磨损（以及由此产生的骨关节炎）的概率是很低的。

详查细究 ▎距小腿关节是人体中唯一一个真正的榫眼关节。在木工领域，通常使用榫卯连接来加固框架结构，榫眼是木头上被凿出的凹陷（在踝关节中由内外踝组合形成），而榫头是与榫眼相吻合的一个舌形结构（在踝关节中为距骨上端）。

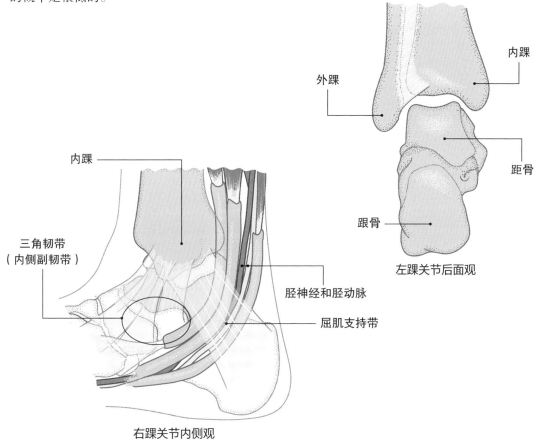

内踝

外踝

距骨

跟骨

左踝关节后面观

内踝

三角韧带
（内侧副韧带）

胫神经和胫动脉

屈肌支持带

右踝关节内侧观

足

大体解剖学 | 足是一个复杂且非常强大的功能结构，具有双重作用：当我们站立时，它为身体提供刚性支撑；当我们跑步或行走时，它又转变为一个移动的跳板。足部多达28块骨（包括踝关节和大脚趾基底部的小籽骨）、30多个关节以及大量的韧带和肌肉。传统上将足分成后足（跟骨和距骨）、中足（骰骨、足舟骨和三块楔骨）和前足（5块跖骨和14块趾骨）。这些都由肌肉、韧带和足底增厚的筋膜（足底筋膜）连接在一起。足部肌肉分为从小腿进入的（外源性）肌肉和起止点都在足内的（内源性）肌肉。在进行一些运动时，由足的部分骨骼交错形成的两个纵向、一个横向的弓形结构能起到减震的作用。在站立时，足弓在压力下轻微下沉，韧带绷紧，骨与骨会"锁"在一起，所以此时足是一个坚固的底座。在行走过程中足被抬起时，足弓就会"解锁"，并像弹簧一样完成行走或跑步的动作。当身体保持站立姿势时，足跟和各个跖骨近端的基底部承担着身体的主要重量。

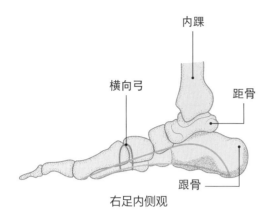

内踝

横向弓

距骨

跟骨

右足内侧观

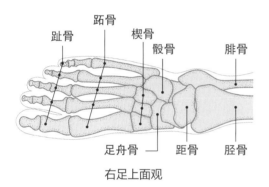

跖骨

趾骨

楔骨

骰骨

腓骨

足舟骨

距骨

胫骨

右足上面观

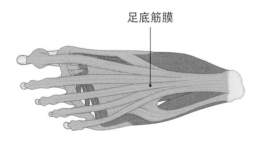

足底筋膜

右足下（底）面观

临床解剖学｜ 足底筋膜是从跟骨到脚底的一层厚而密集的筋膜带。与足底筋膜相关的脚跟疼痛是很常见的。足底筋膜炎的特点是休息一段时间后再负重时会疼痛，而且可能需要很长的时间才能恢复，其原因目前仍然不明确。行军性骨折（疲劳骨折）为一种应力性骨折，是由于长期站立或反复集中损伤跖骨而造成的，最常见的是第二或第三跖骨的劳损。这种骨折很难诊断，因为在X线片上可能没有明显的骨折线。

详查细究｜ 罗马士兵用羊的踝骨（拉丁语 *taxillus* 或 *talus*）制成他们用于游戏的骰子。我们现在用"距骨"（talus）来表示足部第二大的骨，属于跗骨中的一块。不同寻常的是，距骨的血液供应是先经过此骨，然后再向后返回供应距骨（类似腕部的舟状骨）。此外，距骨上并没有肌肉附着。

术语

肺泡（alveolus，复数形式为 alveoli）——肺内充满空气的小囊，是进行气体交换的场所，在此场所内气体从肺部进入血液中。另外，在下颌骨中，"alveolus"一词亦指牙槽。

吻合——两条完全独立的供血血管汇聚在一起，确保身体某些重要的区域可被来自多个起源的血液供给。

动脉瘤——血管中局部呈球形膨隆的脆弱区域。动脉瘤可能发生在身体的任何部位，但如果大脑（脑动脉瘤）或主动脉（主动脉瘤）的动脉瘤发生破裂，后果会特别严重。

麻醉——在临床实践中指的是人为地使身体对疼痛麻木，通常是向静脉内注射药物，但有时也会将药物注射到脊髓周围的空间里，或注射到皮肤下以获得局部麻醉的效果。

筋膜／腱膜——连接肌肉的扁平且薄的肌腱片。

轴突——神经细胞（神经元）的延伸，呈细长条状，神经冲动沿着它可从一个细胞的细胞体传递到另一个细胞。

胆汁——肝脏为分解食物中的脂肪而产生的一种呈黄—绿—棕色的液体，被集中储存于胆囊中。

胆红素——一种由血细胞（血红蛋白）分解而形成的橙黄色物质。若在血液和组织中累积，会导致皮肤和巩膜呈黄色外观（黄疸）。

毛细血管网——细如发丝（单细胞层厚）的分支血管，与其他毛细血管汇合，形成小动脉（中等口径的富氧血液输送血管）和小静脉（中等口径的乏氧血液输送血管）之间的血管网络。气体交换发生在毛细血管床。

软骨——一种坚固但有弹性的物质，存在于若干结构（外耳、喉、呼吸道、关节）中，使它们具有一定的形状并可小幅度移动。在胚胎和胎儿时期，大部分的骨架是软骨，出生后在生长的不同阶段会逐渐成为骨。

细胞——人体中的微观结构，是生物体内最小和最基本的生物单位。每个细胞都由细胞膜包裹，其内含有基因、细胞核、能够进行化学反应的液体（细胞质）和细胞器（具有特殊功能的小结构）。

纤毛——细胞边缘细小的毛发状突起，能使小颗粒移动。呼吸道中的纤毛统一运动能够扫走黏液和小颗粒。

脑脊液（CSF）——包裹着大脑和脊髓的无色透明的液体，起着减震的作用，能减轻大脑的重量并为其提供营养物质。脑脊液持续不断地产生并被身体吸收。

颈部（cervical，拉丁语 "cervix" 指颈部）——任何与颈部相关或相似的部位，无论是在头和躯干之间的颈部区域（如颈椎，cervical vertebra）还是子宫的宫颈（cervix uteri，位于阴道上端狭窄的子宫颈部，在分娩时开放和扩大）。

肌间隔——身体内被筋膜包围的解剖区或筋膜区，包裹着一组功能相似的肌肉（如手臂上的肱二头肌和肱三头肌），以及它们的血液供应和支配神经。

结缔组织——身体中起捆绑、支持、分离作用的组织或连接不同结构的组织（如骨骼、韧带、肌腱、血管和软骨）。此组织含有的细胞很少，并且处于没有细胞的基质中（细胞外）。

糖尿病——一种常见的疾病，因身体对胰岛素的反应减弱或产生胰岛素的能力降低，导致血液中的葡萄糖水平升高（葡萄糖通常被胰岛素从血液中清除）。此病有两种主要类型，1型和2型。

透析机——用于净化血液的机器，其工作方式类似于肾脏，用于有肾脏损伤的病人，可防止毒素和废物积聚在血液中。

脱氧核糖核酸（DNA）——一种存在于大多数生物体中并能自我复制的物质。在活细胞中，DNA存在于染色体内且当其成对时包含遗传指令（基因）。

导管——通常指输送腺体分泌物的管道（例如，腮腺管将唾液从腮腺输送到口腔）。

胚胎学——指的是未出生的个体发育过程中最早期阶段的学科。胚胎是指从受精（当一个卵子和一个精子结合时）开始直到8周大。在这个阶段之后，胚胎成熟成为胎儿。

内分泌腺——指的是直接将激素分泌到血液中的腺体。外分泌腺通过导管分泌它们的产物（而不是直接进入血液）。

筋膜——包裹着肌肉、器官和血管的纤维组织的薄鞘（有时为层状）。

裂隙——通常是指某个器官或身体各部分之间自然出现的沟槽或裂缝。在大脑和肺叶间存在。

胎儿——是指从受孕后第8周到未出生前不断成长的生命体，是明显的人类特征开始成形的阶段。

孔——身体中自然形成的开口或通道，通常穿过骨头或进入骨头。

窝——骨头上的任何浅坑、洞或凹陷。

骨折——骨或软骨（或类似物）的连续性发生中断。通常需要重新复位，以便能够愈合。

眼底镜（又称检眼镜）——用于检查眼睛内部（眼底）的设备。最好是在暗室内滴一滴眼药水将瞳孔扩大后使用。

神经节——神经纤维上的局部膨隆，其内有大量的神经细胞，出现在中枢神经系统之外。

生殖器——即生殖器官，通常主要是指外生殖器。

腺体——一组专门从事特定工作的细胞，它们的主要目的是产生化学物质。外分泌腺通过管道分泌其产物（而不是直接进入血液），而内分泌腺则直接将产物释放到血液中，以便运送到远处。

疝气——器官或脂肪组织局部通过肌肉壁或筋膜的薄弱区域挤入其他空间内。如果它们被困住不能回到正常位置，血液供应可能就会被中断。

激素——一种可以调节身体工作方式的化学物质，其功能通过复杂的信号传递而实现。通常情况下，激素在腺体的特殊细胞中产生，并通过血液运输到远处的器官或身体的某个部位。

止点——肌肉的起点和止点在不同的地方。肌肉的止点通常是指它在骨上远离躯干的附着点。当肌肉收缩时，该肌肉的止点会使它所连接的结构发生移动。

关节——身体的骨骼在骨与骨相连接的地方以多种方式结合在一起，有些可以活动，有些不能活动。关节通常指那些可以活动的骨连接方式。

泪腺——上眼睑外缘的腺体，分泌的水样物质有助于形成泪液和覆盖眼睛的泪膜。流泪是指流出泪水。

韧带——是可以将骨与骨固定在一起的呈带状的坚韧且富有弹性的纤维结缔组织，类似于肌腱。虽然有弹性，但它们并不能伸展。有时韧带也指对器官起着支持或连接作用的结构（例如，将子宫固定的数个韧带、肝脏周围的韧带）。

乳腺（mammary，拉丁语为*mamma*，可能是孩子对母亲称呼的第一个词）——与女性的乳房有关，是分泌乳汁的腺体，婴儿在初期从这里获得营养。

咀嚼——指通过某些头部区域的肌肉，即咀嚼肌（有4块），实现牙齿咬合、研磨食物的过程。

基质——结缔组织的细胞嵌入细胞外的网状物质中。基质的坚实度在不同部位差别很大，在血液中是流动的，在软骨中是柔韧的，在骨中则是坚硬的。

膜——在大体解剖学中，膜是非常柔韧的薄片状组织，覆盖在某个结构的表面或包裹着某个结构。肺、心脏、大脑和一些内脏器官都被膜包裹着（胸膜、心包膜、脑膜和腹膜）。

拟态肌——拟态肌是面部用于表达情绪（如微笑或皱眉）的一组肌肉，也被称为面肌或面部表情肌。

神经——白色纤维状、丝状的结构，可在大脑与肌肉或器官间传递信号。传入神经将感觉（触觉、声音等）信号传递至中枢神经系统，传出神经将信号从中枢神经系统传递给肌肉、腺体或器官。还有一些是混合神经。

器官——生物体内的独立部分，通常具有特定的功能，由多组聚集在一起、完成一项或多项特定工作的组织形成。

起点——肌肉的起点是指肌肉在骨上更接近躯干或中线处的附着点，也是该肌肉首先出现的地方，相对止点（远离躯干的附着点）的体积更大些。

有机体——一种生命形式，被认为是一个实体，由相互依存的各个部分共同组成，一起维持生命，能够生长、繁殖，对刺激做出反应，并在体内保持一种平衡状态（体内稳态）。人类就是一种有机体（动物、植物、真菌、病毒等也是有机体）。

会阴——是盆膈（骨盆和会阴之间的肌肉）和大腿之间的一个菱形区域（女性在外阴和肛门之间，男性在阴囊和肛门之间）。它在两性中都是性敏感区域。

斑块——在医学上指的是胆固醇和其他物质共同形成的团块，它们黏附在血管内壁，使管腔变小。如果某动脉血管被堵塞，由此动脉供给的相应区域就会缺血。这就是心脏病发作或中风发作时产生的病理变化。

血浆——由无色透明的液体，主要是指没有血小板或红细胞、白细胞的血液。

丛——由体内血管、淋巴管或神经等构成的错综繁杂的网状结构，其排列通常很复杂。例如，臂丛神经是始于颈基底部并逐渐紧密相邻的一团神经束，一直延伸到腋窝，支配整个上肢，且有部分支配区域的重叠。

潜在空间——通常是指体内两个紧紧地靠在一起的结构之间的间隙，并不是真正意义的物理空间。但在疾病发生时，此间隙可被液体或气体填充，形成一定大小的空间。例如，它可填满肺脏周围紧密相邻的两层胸膜之间的空间。

早产儿——早产儿是指妊娠未满37周出生的婴儿，与并发症的风险有关。人类正常的妊娠期是40周左右，在37～42周之间的任何时间分娩都被认为是正常的。

脱垂——某个器官由于支撑结构的减弱而从其正常位置滑落。通常发生在子宫、阴道和膀胱，但其他器官也可以发生脱垂。

反射——神经系统对刺激的不自觉行为，此行为不能被有意识的思想所控制或阻止。

视网膜——眼球后部的感光区。光线通过晶状体聚焦到视网膜上，视网膜上产生的视觉脉冲通过视神经送到大脑后部（枕叶）处理。

窦——通常是指骨骼内的空腔，尤指面部骨骼。面颅骨中的副鼻窦是充满空气的空腔，内壁衬有呼吸道黏膜。

括约肌——一种肌肉环，通过张开和闭合使内容物以所需的速度通过或对某个区域进行保护。括约肌在体内数量众多。

肌腱——连接肌肉和骨骼（主要是骨骼）的索状纤维组织带。虽然质地很坚韧，但不能延展。

组织——一组具有相似结构的细胞在细胞外的基质中编织在一起，共同完成某项特定的任务。器官则是由多组协同工作的组织构成的。

延伸阅读

Brassett, Cecilia, Emily Evans, and Isla Fay. *The Secret Language of Anatomy*. London: Anatomy Boutique Books, 2017.

Delaney, Conor P. *Netter's Surgical Anatomy and Approaches*. Philadelphia: Saunders Elsevier, 2014.

Ellis, Harold and Vishy Mahadevan. *Clinical Anatomy: Applied Anatomy for Students and Junior Doctors*. Chichester: John Wiley, 2013.

Moses, Kenneth P., John C. Banks, Pedro B. Nava, and Darrell K. Petersen. *Atlas of Clinical Gross Anatomy*. Philadelphia: Saunders Elsevier, 2012.

Norton, Neil S. *Netter's Head and Neck Anatomy for Dentistry*. Philadelphia: Saunders Elsevier, 2012.

Roberts, Alice. *Human Anatomy: The Definitive Visual Guide*. London: Dorling Kindersley, 2014.

Cunningham, Daniel J., and George J. Romanes. *Cunningham's Manual of Practical Anatomy*. Oxford: Oxford University Press, 2016.

Sinnatamby, Chummy S. *Last's Anatomy*. New York: Churchill Livingstone Elsevier, 2011.

Standring, Susan. *Gray's Anatomy: the Anatomical Basis of Clinical Practice*. New York: Churchill Livingstone Elsevier, 2016.

索引

作者简介

　　乔安娜·马坦（Joanna Matthan）医生是文学硕士、内外全科医学学士、临床教育研究生、高等教育学院高级奖学金获得者，英国纽卡斯尔大学医学科学学院的讲师，拥有医学和英语语言背景，并曾在企业工作。她从临床医学转向医学教育，现在主要为医学生和口腔科学生讲授解剖学。她还为培养外科医生、麻醉师、放射科医生和其他医疗保健专业人士的医学研究生讲授与临床相关的解剖学，并通过参与公共活动广泛推广解剖学知识。她的研究领域广泛，包括从解剖学教学法到临床教育。她还是解剖学会的理事，也是英国临床解剖学家协会的成员。

图片出处说明

The publisher would like to thank the following for permission to reproduce copyright material:

Shutterstock/ KaliAntye: 13R

U.S. National Library of Medicine: 15L

Wellcome Collection: 12M, 12R, 13M, 14L, 14R, 15R

Wikimedia/ Jeff Dahl: 12L; Jan van Calcar: 13L

All reasonable efforts have been made to trace copyright holders and to obtain their permission for the use of copyright material. The publisher apologizes for any errors or omissions in the list above and will gratefully incorporate any corrections in future reprints if notified.

致谢

  一本解剖学著作的问世绝不仅仅是一个人的成就。无数的先驱医生、解剖学家和艺术家整理了有关人体的知识。我一直被他们艰苦卓绝的精神所震撼，这种精神为我们的临床知识奠定了基础。无数的捐赠者将他们的肉身赠予我们，供我们学习和教学，他们慷慨的精神使我们能够继续扩大我们共享的知识，世人对他们的亏欠是无法估量的。和我一起在解剖室里花了海量的时间钻研人体奇迹的医科和口腔科的学生们，不断激励着我做得更好、学得更多，这让我每天都很开心。虽然环境阴郁，但在其他任何地方学习和教学都没有在这里有意义。我希望我能激励他们中的一些人去学习更多的解剖学知识，不仅仅是为了通过考试而已。

  我对身边的几位学术界同仁和教育工作者心存感激之情。在我作为医学院学生的基础阶段，罗杰·塞尔博士让我在解剖室里学习解剖学，既给我带来了巨大的乐趣，又激发了我的潜力，还赋予我在学术界的第一份工作。从第一次上斯蒂芬·麦克汉韦尔教授的大师课开始，我便对头颈部解剖学知识产生了浓厚的兴趣。加布里埃尔·芬恩博士帮助我打开了原本紧闭的大门，对她慷慨的精神感激不尽。就在波琳·普拉巴哈博士短短几分钟的演讲中，让我明白自己对人体所知甚少，而且还有许多知识可以应用于临床治疗和护理中。

  在一次晚宴上的偶遇使我与简·伊林教授建立了长久的联系，她是一位独一无二的导师，是拥有专业精神和同情心的典范，真的很感激她在我生命中的存在。劳拉·德尔加蒂博士是我生命中所结识的横跨三个领域的杰出楷模、受人尊敬的同事、杰出的教育家和值得信赖的朋友。我的三个孩子，塞缪尔、丹尼尔和玛丽亚是我最重要的鞭挞者和最忠实的朋友，督促我脚踏实地，砥砺前行。如果我的生活中没有他们，我将一无所有、一事无成。生命是有意义的，解剖学也因他们而变得生动。